广西急性中毒防控救援研究系列二

急性中毒现场处置

编 著

张振明 蒋东方 胡德宏 陈雪冬
龙永美 梁德新 何德智 苏 益

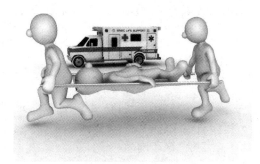

广西科学技术出版社

图书在版编目（CIP）数据

急性中毒现场处置 / 张振明等编著. —南宁：广西科学技术出版社，2014.10（2024.4 重印）

ISBN 978 - 7 - 5551 - 0317 - 2

Ⅰ. ①急… Ⅱ. ①张… Ⅲ. ①急性病—中毒—诊疗 Ⅳ. ①R595

中国版本图书馆CIP数据核字（2014）第 239630 号

JIXING ZHONGDU XIANCHANG CHUZHI

急性中毒现场处置

编著：张振明　蒋东方　胡德宏　陈雪冬
　　　龙永美　梁德新　何德智　苏　益

出 版 人：韦鸿学

出版发行：广西科学技术出版社

社　　址：广西南宁市东葛路 66 号　　　　邮政编码：530023

网　　址：http://www.gxkjs.com

经　　销：全国各地新华书店

印　　刷：北京兰星球彩色印刷有限公司

开　　本：890 mm×1240 mm　1/32

字　　数：170 千字　　　　　　　　　　印　张：7

版　　次：2014 年 10 月第 1 版

印　　次：2024 年 4 月第 3 次印刷

书　　号：ISBN 978 - 7 - 5551 - 0317 - 2

定　　价：86.00 元

前　　言

急性中毒事件的发生具有突然性、紧迫性、危险性，必须对事件做出快速处理，以挽救生命，防止事件的扩大。但其处理必须进入到中毒现场，开展各方面处置的工作。为了提高广西各地应对急性中毒现场的处置能力，特组织专家编辑了这本小册子，以供参考。

进行急性中毒现场处置，首先应了解急性中毒发生的毒物特点与中毒现场的有关特性，才能制定应对措施，保证处置工作的快速、顺利完成。为此，本书对常见的一些急性中毒毒物与中毒现场的共性做了介绍，包括毒物名称、来源、存在形态、毒性、流行病学特性，以及急性中毒现场的特点与相关影响因素。

在进入急性中毒现场开展处置工作前，必须做好各方面的准备，才能保证现场处置任务的顺利完成。因此，本书对这类准备工作中的主要问题，包括救援队伍的人员组成与职能分组，救援所需设备与药品的准备等做了介绍。

医疗卫生系统承担的急性中毒现场处置的主要任务，包括中毒毒物检测、中毒者救治、中毒原因流行病学调查等。围绕急性中毒现场的毒物检测，本书分别介绍了检测前的准备、现场毒物样品采集、采样记录与样品标识、样品保存和运输、现场快速检测、实验室检测、检测结果报告等内容。围绕对中毒者的现场救治，本书主要阐述了对中毒者的处理原则与处理方法，后者包括了解中毒者的生命体征、终止毒物吸收、排除已吸收进入体内的毒物、解毒和对症急救、患者的生命支持、转送医院等；在这一部分还特别针对常见的 109 种毒物的理化特性、中毒特点、中毒者的病情判断、现场处置、注意事项分别做了介绍。

最后，本书还针对急性中毒现场处置中的救援人员的个体防护问题，介绍了个体防护的基本概念、个体防护装备分类、个体防护装备的选用原则等知识。

希望本书能为广西的急性中毒现场处置工作的开展提供一些有益的帮助。由于编者的水平有限，书中的一些不妥之处在所难免；另外书中所涉及的各个方面的内容，我们仅阐述了一些主要的东西，难免存在不完善之处，敬请谅解与批评指正！

蒋东方

2014 年 7 月于南宁

目 录

第一章　急性中毒毒物与急性中毒现场

　　发生急性中毒的毒物与场所虽然没有必然的联系，但两者之间也有一些关联，如一氧化碳中毒，大都在通风不畅的环境中发生；生产性毒物中毒，多数是在生产环境中，因操作不当或意外事故导致中毒事件的发生。因此，了解有关急性中毒毒物与急性中毒现场的一些常见特点，对制定急性中毒现场处置对策具有重要作用。

第一节　急性中毒毒物

　　毒物（Poison）是指在一定条件下，给予小剂量后，可与生物体相互作用，引起生物体功能性或器质性改变，导致暂时性或持久性损害，甚至危及生命的物品。这类有毒物品进入人体后在较短时间内发生的中毒，即为急性中毒。目前的调查研究发现，毒物是否引起中毒，与人们接触毒物的密切程度有关；研究还发现随着经济的快速发展，人们接触各种毒物的机会日益增多，由此引起的急性中毒屡有发生。世界卫生组织已把急性中毒列为威胁人类健康的主要疾病之一。控制急性中毒发生的关键是预防，尤其是对毒物的防控。因此，研究急性中毒的毒物特点，对指导急性中毒的防控和救援具有重要意义。

一、毒物来源

　　常见的可导致急性中毒的毒物来源主要有以下几类。

（一）生产性来源

在工农业生产中，由于跑、冒、滴、漏或意外事故，可导致作业环境中出现高浓度的毒物，引起急性中毒的发生。如工业生产过程中产生大量一氧化碳，短时间内引起急性一氧化碳中毒；农业生产中，喷洒农药不慎引起农药中毒；建筑工地使用防水涂料时因配方中含有大量苯而导致接触者急性苯中毒等。

（二）生活性来源

1. 室内或一定空间内

冬季家用取暖设施使用不当，造成室内环境大量一氧化碳积聚；连续较长时间发动汽车导致车内有毒废气污染；房屋装修和家具涂料中所含的甲醛、苯等物质超标污染空气等。

2. 化学类

来自伪劣日用化学品、化妆品中含有的禁用或超标的毒物。

3. 有毒类物质

来自有毒食物，如有毒的动植物、饮料、果品等；化学毒物直接污染等。

（三）医疗性来源

1. 医疗服务操作错误

在诊疗过程中用错药物，剂量过大或给药方法错误等，如错将氯酸钾作为氯化钾注射，将砷化物作为治疗注射剂等。

2. 药物吸收异常

受损皮肤的屏障作用降低，可增强化学物经皮吸收程度，如硫酸铜湿敷黄磷灼伤创面引起硫酸铜中毒等。

3. 用有毒物质的土方治疗疾病

如用砷、汞等制成烟条，点燃后由鼻腔吸入；用含铅土方治疗癫痫，或将其作为强壮剂；用含砷、汞等物质的土方药剂治疗皮肤病等；土法堕胎；药物滥用，如吗啡、苯丙胺等。

（四）环境性来源

如地方性砷、镉、硒、汞、氟的化合物污染水源；工业"三废"处理不当，将未经净化的废水、废渣或毒物排入河流，或埋藏不当导致土壤、水源污染等；农业生产中的各种农药、化肥对环境的污染等。

（五）特殊性来源

1. 人为性来源

如自杀与投毒，常见的有各种农药、化学类毒物等；战争使用的各种毒剂。

2. 意外性来源

如地震、火灾所产生的各种毒物；运输过程中的意外事故造成的有毒气体、有毒液体泄漏等。

二、毒物的存在形态

急性中毒毒物可以以固态、液态、气态或气溶胶的形式存在于各种环境中。

气态毒物指常温、常压下呈气态的物质，如氯气、氮氧化物、一氧化碳、硫化氢等刺激性和窒息性的气体；固体升华、液体蒸发或挥发可形成蒸气，如碘可经升华呈气态，苯、乙醚等可经蒸发而呈气态。凡沸点低、蒸气压大的液体都易产生蒸气，对液体进行加热、搅拌、通风透气、超声处理、喷雾或增大其表面积均可促进蒸发或挥发。

悬浮于空气中的液体微粒称为雾。蒸气冷凝或液体喷洒可形成雾，如镀铬作业时可产生铬酸雾，喷漆作业时可产生漆雾等。能悬浮于空气中，直径小于 $0.1\mu m$ 的固体微粒，称为烟。金属熔融时产生的蒸气在空气中迅速冷凝、氧化可形成烟，如熔炼铝、铜时可产生铅烟、铜烟和锌烟；有机物加热或燃烧时，也可形成烟。能较长时间悬浮在空气中，粒子直径为 $0.1\sim10\mu m$ 的固体微粒则称为粉尘。固体物质的机械加工、粉碎，粉状物质在混合、筛分、包装时均可引起粉尘飞扬。飘浮在空气中的粉尘、烟和雾，统称为气溶胶。

了解毒物的存在形态，对于了解毒物进入人体的途径，评价毒物的作用，选择空气样品采集、分析方法以及制定相应的现场处置对策等均具有重要意义。

三、毒物毒性

急性中毒毒物的毒性是指其能引起机体损害的能力，与毒物的理化性质等诸多因素有关。一般以其引起实验动物某些毒性反应所需要的剂量表示，常用的指标有绝对致死剂量或浓度、半数致死剂量或浓度、最小致死剂量或浓度、最大耐受剂量或浓度。关于毒物毒性的分级标准目前没有统一，世界卫生组织1975年推荐的《农药毒物分级》为目前较为通用的急性毒性分级标准，在此列出了其中常用的几个指标，见表1。

表 1　化学物质的急性毒性分级

毒性分级	大鼠一次经口 LD_{50}/(mg/kg)	对人可能致死量	
		/(g/kg)	总量/(g/60 kg体重)
剧毒	≤1	<0.05	0.1
高毒	1～50	0.05～0.5	3
中等毒	50～500	0.5～5	20
低毒	500～5 000	5～15	250
微毒	5 000～15 000	>15	>1 000

在应用这些毒性指标时，值得注意的是它并不能全面反映毒性，特别是刺激性和腐蚀性效应。例如，氨和N，N-二甲基甲酰胺按毒性分级都属于中等毒性物质，但由于刺激性较强，因此其所致急性中毒程度会十分严重；2-甲基-4-硝基苯胺的半数致死剂量为1 000 mg/kg，按毒性分级仅属低毒，但其所引起的亚急性

中毒可表现为严重肝功能衰竭，甚至死亡。因此，临床上不能单用毒性指标来表现急性中毒的严重程度。

四、毒物的流行病学特性

目前，随着经济的快速发展，人们接触各种毒物的机会日益增多，由此引起的急性中毒事件屡有发生。各地急性中毒毒物的构成与当地人群的生活、生产需求有很大关系，同时，各地经济社会的发展对各地急性中毒毒物的构成也有影响。因此，了解一个地区的急性中毒毒物的构成与变化特点，对指导急性中毒现场处置也具有一定意义。

（一）毒物的种类构成

目前的研究发现，一个地区的急性中毒毒物的种类构成具有以下几个特点：①种类多。有报道综合分析了 24 篇各地文献，毒物总数达28 111种，平均每篇1 171种。广西调查的 6 015 例急性中毒病例资料，发现涉及毒物达 532 种，分别为医药类毒物 217 种（占 40.79%），农药类 148 种（占 27.82%），化学类 61 种（占11.47%），动物类 34 种（占 6.39%），植物类 36 种（占 6.77%），其他类 36 种（占 6.77%）。②具有地区差别。如安徽省太和县报告引起急性中毒最多的前 3 类毒物分别为农药类、医药类和化学类；湖南省衡阳市报告则以动物类、植物类、农药类毒物中毒最多。

（二）毒物的动态构成

据报道，全世界每年开发的新化学物质有 2 万多种，其中1 000多种与人们的日常生活息息相关；各种毒物的使用量正在日益增加，仅在中国农药使用量就从 1985 年的 10 万吨增长到 2006年的近 100 万吨。广西调查分析了 2005～2009 年各类毒物的年平均递增率，其中医药类 11.03%，农药类 12.58%，化学类17.47%，动物类 16.66%，植物类 19.80%，其他类 10.67%，各类毒物种类数量合计平均年递增率为 12.15%。

（三）毒物的中毒时间构成

在广西调查发现的 532 种毒物中，约 60% 的毒物在调查的 5 年中仅有 1 年发生中毒事件（中毒 1 年组）；约 10% 的毒物在调查的 5 年中每年发生中毒事件（中毒 5 年组）；约 30% 的毒物在调查的 5 年中有的 2 年、3 年或 4 年发生中毒事件（中毒 2 年组、3 年组、4 年组），见表 2。

表2　2005～2009 年广西各类各组毒物数与构成比

毒物分类	毒物总数	中毒1年组		中毒2年组		中毒3年组		中毒4年组		中毒5年组	
		毒物数	构成比/%	毒物数	构成比/%	毒物数	构成比/%	毒物数	构成比/%	毒物数	构成比/%
医药类	217	132	60.83	46	21.20	16	7.37	14	6.45	9	4.15
农药类	148	80	54.05	23	15.54	12	8.11	8	5.41	25	16.89
化学类	61	39	63.93	11	18.03	3	4.92	5	8.20	3	4.92
动物类	34	21	61.76	5	14.70	1	2.94	1	2.94	6	17.65
植物类	36	22	61.11	5	13.89	2	5.56	2	5.56	5	13.89
其他类	36	26	72.22	1	2.78	0	0.00	3	8.33	6	16.67
合　计	532	320	60.15	91	17.11	34	6.39	33	6.20	54	10.15

（四）毒物的中毒方式构成

在广西调查分析发现的 6 类毒物中，各类均由 3 种中毒方式的毒物组成，即单年中毒毒物、间断中毒毒物、常年中毒毒物；并且各种中毒方式的毒物数差别较大（见表 3）。据分析，毒物表现出的这种中毒方式，可能与毒物所在地区人群的接触程度有关，单年中毒毒物可能为每年新出现的毒物，常年中毒毒物可能为广西人群日常生活与生产中的必需物品，而间断中毒毒物可能为新毒物出现后到成为人们日常生活与生产中的必需物品的中间过渡阶段物质。

表3　广西各类各组毒物数与构成比（一）

毒物分类	总毒物数	单年中毒组		间断中毒组		常年中毒组	
		毒物数	构成比/%	毒物数	构成比/%	毒物数	构成比/%
医药类	217	132	60.83	76	35.02	9	4.15
农药类	148	80	54.05	43	29.05	25	16.89
化学类	61	39	63.93	19	31.15	3	4.92
动物类	34	21	61.76	7	20.59	6	17.65
植物类	36	22	61.11	9	25.00	5	13.89
其他类	36	26	72.22	4	11.11	6	16.67
合　计	532	320	60.15	158	29.70	54	10.15

（五）毒物的城乡构成

据广西各类毒物的城乡中毒分析，各类毒物均由农村中毒组、城镇中毒组、城乡中毒组3组毒物组成，但各组间的毒物数差别较大；其中医药类与化学类发生中毒的主要地点为城镇，农药类发生中毒的主要地点为农村，见表4。

表4　广西各类各组毒物数与构成比（二）

毒物分类	总毒物数	城镇中毒组		农村中毒组		城乡中毒组	
		毒物数	构成比/%	毒物数	构成比/%	毒物数	构成比/%
医药类	217	92	42.40	56	25.81	69	31.80
农药类	148	9	6.08	98	66.22	41	27.70
化学类	61	28	45.90	15	24.59	18	29.51
动物类	34	14	41.18	7	20.59	13	38.24
植物类	36	14	38.89	11	30.56	11	30.56
其他类	36	13	36.11	7	19.44	16	44.44
合　计	532	170	31.95	194	36.47	168	31.58

（六）毒物的中毒发病构成

毒物的中毒发病构成具有以下特点：（1）相同毒物在不同地区的中毒有差别。如一氧化碳在云南省陆良县的中毒发病率（占总中毒人数的 11.6％）是昆明（占 5.45％）的 2.1 倍。（2）不同毒物在同一地区的中毒情况有差别。如湖南省郴州市调查的 1 421 例急性中毒涉及毒物十大类，其中发病率最高的酒精中毒（593 例）是镇静药物中毒（78 例）的 7.6 倍。广西按毒物分类分析各类毒物的中毒病例数，医药类 892 例（占总病例数的 14.86％），农药类 2 547 例（占 42.42％），化学类 1 064 例（占 17.72％），动物类 428 例（占 7.13％），植物类 335 例（占 5.58％），其他类 738 例（占 12.29％）；其中中毒病例最多的农药类毒物是植物类毒物的 7.6 倍。（3）同类毒物由不同中毒发病的毒物组成，但在各类毒物的构成中，都以低中毒毒物最多，均在 75％以上，见表 5。

表 5　广西各类各组毒物数与构成比（三）

毒物分类	总毒物数	低中毒组		中中毒组		高中毒组	
		毒物数	构成比/％	毒物数	构成比/％	毒物数	构成比/％
医药类	217	205	94.47	11	5.07	1	0.46
农药类	148	119	80.41	24	16.22	5	3.38
化学类	61	55	90.16	5	8.20	1	1.64
动物类	34	27	79.41	6	17.65	1	2.94
植物类	36	29	80.56	6	16.67	1	2.78
其他类	36	27	75.00	7	19.44	2	5.56
合　计	532	462	86.84	59	11.09	11	2.07

（七）毒物中毒的递增方式构成

从广西所发现的 532 种毒物中，选出中毒时间分别为 2 年、3 年、4 年、5 年的毒物共 212 种（在调查的 5 年中仅出现 1 年的 320 种毒物不能计算中毒病例的年递增率），分别统计这些毒物各年的中毒病例数的年递增率，发现呈现 3 种状况，分别为负递增、零递增、正递增，其中 14.62％的毒物中毒发病情况呈负递增状态

（表明这些毒物的中毒发病现象逐年减少），36.79％的毒物中毒发病情况呈零递增状态（表明这些毒物的中毒发病次数已停止增长），48.58％的毒物中毒发病次数呈正递增状态（表明这些毒物的中毒发病次数逐年增加），见表6。

表6　广西各组毒物中毒发病的3种递增方式分析

毒物分组	总毒物数	负递增		零递增		正递增	
		毒物数	构成比/％	毒物数	构成比/％	毒物数	构成比/％
中毒2年组	91	16	17.58	62	68.13	13	14.29
中毒3年组	34	8	23.53	12	35.29	14	41.18
中毒4年组	33	3	9.09	4	12.12	26	78.79
中毒5年组	54	4	7.41	0	0.00	50	92.59
合　　计	212	31	14.62	78	36.79	103	48.58

了解急性中毒毒物的这些构成特点，对掌握地区性的急性中毒毒物的组成、动态变化特点、中毒发病特点及其重点毒物，制定相应的急性中毒现场处置预案，具有指导意义。

五、广西急性中毒毒物

根据广西2005～2009年间的6 015例急性中毒病例调查，发现毒物532种，其中约占总毒物数66％的毒物在调查的5年中，引起急性中毒的病例数约占总病例数的10％；其中占总毒物数10％的毒物引起的中毒病例数占总病例数的70％以上。以下列出其中的467种毒物。

（一）重金属类毒物

根据5年中中毒病例调查，发现的重金属类毒物种类有汞、锰、砷、锌，共4种。

（二）化学类毒物

发现5年中急性中毒病例达10～1 000例的化学类毒物有一氧

化碳、二氧化硫、煤油、亚硝酸盐、油漆，共5种。

发现5年中急性中毒病例为2～7例的化学类毒物有氨气、苯、柴油、二氧化氯、二氧化碳、高锰酸钾、甲醇、甲醛、甲烷、苛性碱、硫化氢、氯气、氯乙酰胺、砒霜、汽油、清漆、氰化物、香蕉水（天那水）、硝酸铵、亚硝酸、液化石油气、衣洁净，共22种。

发现5年中急性中毒病例仅1例的化学类毒物有宝宝金水、二氯平、防腐干燥剂、复方过氧乙酸、过氯乙烯、环己酮、机油、甲苯、甲醛胶水、磷化砷、氯粉、美白精华素、漂白粉、氢氟酸、氰化钠、烫发液、洗厕精、洗衣粉、盐酸、苯乙胺、樟木油、樟脑丸，共22种。

（三）农药类毒物

发现5年中急性中毒病例达10～837例的农药类毒物有阿维菌素、百草枯、草甘膦、敌百虫、敌敌畏、溴氰菊酯、呋喃丹、甲胺磷、乐果、氯氰菊酯、三唑磷、特丁磷、乙草胺，共13种。

发现5年中急性中毒病例为2～8例的农药类毒物有对硫磷、氨基甲酸酯类、除螨净、稻瘟净、毒死蜱、氟氯氰菊酯、甲拌磷、磷化铝、马拉硫磷、灭百虫、灭多威、灭蝇灵、扑虱威、硫丹、赛氧乐、三唑仑、杀虫威、五氯酚钠、辛硫磷、辛灭利、叶蝉散、叶蝉油、治螟灵，共23种。

发现5年中急性中毒病例仅1例的农药类毒物有阿维啶虫脒、氨氰菊酯、百虫净、百虫灵、百菌清、吡虫啉、避蚊胺、丙溴磷、丙溴辛硫酸、赤霉素、虫必除、除虫菊酯、除螺净、单甲脒、敌毒乳油、敌蚜螨、丁草枯、毒虫清、毒辛硫胺磷、毒锌磷、对氯间二甲苯酚、防蚊液、氟乙酰胺、氟唑磷、富马酸喹硫平、高氯甲维盐、高效氯氰菊酯、高效氯氟氰菊酯、环氧乙烷、甲胺菊酯、阿维菌素＋毒死蜱、井冈霉素、辛硫磷＋柴油、阿维辛硫磷、磷化氢、硫代硫磷、氯氨菊酯、氯戊辛硫磷、马拉硫磷、灭敌威、三氯氰戊菊酯、甲氰菊酯、灭蝇灵、偶氮苯、扑飞虱、强无螟、氰氯三唑磷、三环唑、三氯杀螨醇、杀虫丹、叶飞散、依维菌素、施稻灵、水胺硫磷、顺（反）氢氯酯、硝基氯化苯、硝基氯化苯＋偶氮苯、氧化亚铜、氧化亚酮、乙酰甲胺磷、蔗安，共61种。

（四）鼠药类毒物

发现5年中急性中毒病例达10～63例的鼠药类毒物有毒鼠强、氟乙酰胺，共2种。

发现5年中急性中毒病例为2～4例的鼠药类毒物有敌鼠钠盐、抗凝血杀鼠剂、磷化锌，共3种。

发现5年中急性中毒病例仅1例的鼠药类毒物有敌鼠钠盐＋氯仿、闻即死、溴敌隆杀鼠剂，共3种。

（五）医药类毒物

发现5年中急性中毒病例达11～208例的医药类毒物有安定、安乃近、复方地芬诺酯、卡马西平、氯丙嗪、氯氮平、乌头碱、五氟利多，共8种。

发现5年中急性中毒病例为2～9例的医药类毒物有阿米替林、阿莫西林、阿普唑仑、阿托品、艾司唑仑、盐酸苯海索（安坦）、氨茶碱、白果、板蓝根、宝塔糖、苯巴比妥、苯丙胺、苯海索、苯妥英钠、草乌、川乌、大血藤、地芬尼多、地芬诺酯、地高辛、地西泮、断肠草、多塞平（多虑平）、酚氨加敏、奋乃近、附子、复方氨基比林、骨友灵搽剂、红霉素、华法林、磺胺、甲胺唑、降压灵、菊醛、卡托普利、克感敏片、利巴韦林、利培酮、六神丸、罗通定、苯巴比妥（鲁米那）、罗布麻、罗通定、氯胺酮、氯霉素、氯美吡酮、氯硝西泮、马钱子、麦迪霉素、美多巴、眠乐、尼莫地平、尼群地平、氯苯那敏（扑尔敏）、青霉素、庆大霉素、曲马多、索米痛片（去痛片）、炔诺酮、赛庚啶、舒必利、速效伤风胶囊、酮替芬、土霉素、退黑素、维C银翘片、利培酮片（维思通）、甲氧氯普胺（胃复安）、头孢菌素、硝苯地平、盐酸普萘洛尔片（心得安）、洋地黄、异丙嗪、异烟肼、佐匹克隆，共75种。

发现 5 年中急性中毒病例仅 1 例的医药类毒物有山莨菪碱、精制破伤风抗毒素、阿伽分散、阿司匹林、阿维菌素、安宁、安神补心片、氨酚伪麻片、氨基酸口服液、巴豆、白豆蔻、白附子、百炎净、斑蝥中药汤、半夏、保济口服液、保泰松、贝特令、倍他司汀、苯海拉明、吡拉西坦、槟榔、阿苯达唑（肠虫清）、肠溶阿司匹林、穿心莲片、大茶藤、苯妥英钠（大仑丁）、丹参片、蛋白瘦身素、萘甲唑啉（滴鼻净）、碘附（碘伏）、哌替啶（杜冷丁）、多塞平（多虑平）、二甲双胍、法莫替丁、盐酸异丙嗪（非那根）、呋喃妥、茯苓、氟哌啶醇、妇炎灵、复方氨氯烷氨、复方甲地孕酮、复方杏仁胶囊、钩吻、钙片、葡醛内酯（肝泰乐）、高锰酸钾、格列本脲、格列瑞那、谷维素、桂利嗪、汗斑净、黑鬼油、红香止痛丁、花露水、黄柏胶囊、磺胺甲恶唑、藿香正气液、急救行军散、甲维盐胺、金银花、克林霉素、克霉、喹硫平、藜芦、利福平、利血平、链霉素、磷酸哌嗪、灵丹草合剂、硫仑、螺环酮、氯美扎酮、氯氰平、氯唑沙宗、麻黄碱、麻杏止咳片、吗啡缓释片、洋金花、美诺、美沙酮、美息伪麻、梦香片、米非司酮、眠安宁、木必子、闹洋花、尼达福、牛黄宁宫片、诺氟沙星、平消丸、泼尼松、对乙酰氨基酚、强敌松龙、三黄片、鲨甘醇片、山豆根、珊瑚癣净、伤风止咳糖浆、神风口服液、生首乌、石彬、舒萝眠、过氧化氢、四物汤＋藁本＋石南藤、头孢氨苄、托恩、万通筋骨片、维生素 A、维生素 AD、维生素 E、五味子糖浆、毛花苷 C（西地兰）、细辛、异山梨酯（消心痛片）、吲哚美辛（消炎痛）、新康泰克、亚氟利多、盐酸西替利嗪、夜来香胶囊、依诺沙星、胰岛素、乙酰螺旋霉素、蚁蛇追风液、益血生胶囊＋清火栀麦片、鱼肝油丸、云南白药胶囊＋双歧三联菌、对乙酰氨基酚、制霉菌素、左旋咪唑、左氧氟沙星，共 131 种。

（六）食物感染类细菌

发现 5 年中急性中毒病例达 10～69 例的细菌有副溶血弧菌、

金黄色葡萄球菌，共 2 种。

发现 5 年中急性中毒病例为 2 例的细菌有伤寒，仅 1 种。

（七）植物类毒物

发现 5 年中急性中毒病例达 10～113 例的植物类毒物有曼陀罗、蘑菇、木薯、菜豆（四季豆）、桐油、野蕈、油桐子，共 7 种。

发现 5 年中急性中毒病例为 2～5 例的植物类毒物有马铃薯、山薯、青豆、乌豆、梧桐籽、番茄、阳桃、野菜、野果、一品红，共 10 种。

发现 5 年中急性中毒病例仅 1 例的植物类毒物有白芋头叶、菠萝、豆角叶、发霉花生、柑子、金橘、苦蔓藤水、李子、豆薯核、猫豆、山芋、山芝麻根、生酸笋、发西瓜、烟草类、一点红、豆薯子，共 17 种。

（八）动物类毒物

发现 5 年中急性中毒病例达 10～154 例的动物类毒物有蜂、海鲜、河豚、烤鸭、蛇、蜈蚣、鱼胆，共 7 种。

发现 5 年中急性中毒病例为 2～8 例的动物类毒物有鸡内脏、鲤鱼、螺肉、叉烧、鲨、虾子、咸鱼、猪肉，共 8 种。

发现 5 年中急性中毒病例仅 1 例的动物类毒物有毒蜘蛛、狗肉、黑蚂蚁、鸡蛋、猫豆、甲鱼、石网鱼、死猪、死鸡肉、蟹、蟾酥皮、猪胆，共 12 种。

（九）其他类毒物

发现 5 年中急性中毒病例达 10～245 例的其他类毒物有 K 粉、八宝粥、冰毒、海洛因、摇头丸、药酒，共 6 种。

发现 5 年中急性中毒病例为 2～9 例的其他类毒物有菠菜＋豆腐、刺菜、大麻、蛋糕、豆浆、蜂蜜、果冻、酵米面、面包、生榨米粉、雪碧、猪脚萝卜汤，共 12 种。

发现 5 年中急性中毒病例仅 1 例的其他类毒物有变质饼干、茶碱、隔天食物、红牛饮料、山楂饼、鸦片、烟灰、芝麻糖，共 8 种。

第二节　急性中毒现场

急性中毒现场是指发生毒物急性中毒的场所，可能是室内，也可能是室外；可能是人群聚集之地，也可能是非人群聚集之地；可能是公共场所，也可能是家里；可能是工作场所，也可能是生活场所。中毒现场规模有大有小，可能是多人发生中毒的场所，也可能是仅有1人发生中毒的场所。因此，了解毒物发生急性中毒现场有关情况，对于制定现场医疗卫生处置工作预案具有重要意义。

一、急性中毒现场特点

作为急性中毒的发生场所，其形成条件具有以下几个特征。

（一）可以提供毒源

在这一环境中必定有发生急性中毒的毒物存在，如一些生产性急性中毒事件的发生场所，毒物往往是生产中的必需物品。

（二）为人群常聚之地

如发生食物中毒的学校、一些投毒事件发生之地如餐馆等，群发性急性中毒现场多为这类场所。

（三）为某种中毒原因的适宜之地

根据广西的自杀性中毒调查，94％以上是发生在家里，因为该场所为自杀性中毒提供了一个不易被发现的环境。

（四）缺乏有效的防毒措施

发生急性中毒的场所，有可能是无防毒措施，如多数发生在家里的散发性急性中毒；有可能是防毒措施未达到要求，如一些厂矿企业生产场所发生的急性中毒，往往是防控措施未能达到预防和控制突发中毒事件发生的要求而致。

（五）超出意料之外的突发性中毒场地

如毒物运输途中意外泄漏造成的中毒，一些人进行户外活动碰上的突发意外中毒等。

二、急性中毒现场相关影响因素

（一）中毒现场的环境状况

这里所指的环境状况主要指室内与室外，前者为建筑物形状、高矮、大小等，其对现场处置均有影响；后者为所在地点，如交通便利情况、人群流动性大小、与人群活动常居地的距离等，对现场处置也有影响。

（二）中毒现场的通风条件

毒物急性中毒现场的通风条件，对毒物的扩散、对中毒者的伤害、对救援人员进场的防护条件要求等均有影响。

（三）中毒现场的人群流动性

在一个毒物急性中毒现场，其他无关人员的流动，除了会增加继续发生中毒的风险之外，对现场处置工作也有影响。

（四）中毒现场的相关物品

中毒现场的物品，包括各种生活、生产与其他物品的大小、多少、性质等，对现场处置均有影响。

（五）中毒现场气候条件

如室外性的毒物中毒现场，日晒温度高，可增加某些挥发性毒物的扩散；雨淋可以使某些毒物形成流动性污染，除扩大其危害面之外，对现场处置采样也会增加麻烦。

（六）其他相关因素

如空气湿度、噪声、地理位置等，既可影响毒物对人体的危害，也可影响处置工作的顺利开展。

综上所述，毒物发生急性中毒的现场既有它的特定条件，也存在着诸多的影响因素，对现场的处置工作开展造成许多不便。因此，在进入这类现场进行相关处置工作前，应对现场环境条件进行充分了解，估计这些条件对现场处置可能造成的影响，并制定相应对策，才能保证现场处置工作的顺利开展。

第二章 急性中毒现场处置前的准备

急性中毒的医疗卫生处置主要包括毒物监测、预警评估、流行病学调查、事件应急处置和医学救治等内容；其中，医学救治包括现场急救、医疗后送和院内救治三个环节。急性中毒现场处置前的准备，指为迅速、有序开展救援行动而预先进行的组织准备、行动方案和应急保障。其准备工作主要包括医疗卫生救援所需的救援队伍与人员、装备与药品、通信与保障等方面的准备。

承担急性中毒现场处置任务的医疗卫生机构，主要单位包括地方各级卫生管理部门（各级政府卫生行政部门）、卫生监督机构、疾病控制机构、120 紧急救援中心、中毒救治基地或指定的救治机构及突发中毒事件卫生应急专业队伍等。

第一节 救援队伍准备

由于急性中毒的特殊性，建立中毒处置专业医疗救援队伍十分必要。可以由多个医疗卫生机构抽调人员组成，其专业涉及中毒急救、中毒控制、重症救治、外伤处置、现场采样与毒物检测分析、流行病学调查、心理精神疏导与宣教等类别。组成人数为30～50 人。这些人员在平时要经常开展演练与培训，建立管理档案与管理制度，以确保在紧急需要时，能随时调动。

中毒处置专业医疗救援队伍在进入急性中毒现场时，可分成以下几个小组。

一、指挥协调组

急性中毒现场医学处置一般要设立现场与后方两级指挥。后方指挥由卫生行政部门的应急办承担，负责总体协调指挥；现场指挥由中毒处置专业医疗救援队的领队承担，至少应由 3 人组成指挥组，负责急性中毒现场处置过程中一切事务的指挥、协调与报告。

二、现场调查组

现场调查组以疾病控制机构专业人员为主，加上毒物损害相关脏器的临床专业人员参与组成。现场调查组可根据所处置的中毒现场规模，分成多个专业组同时进行，每组设组长 1 名；携带现场调查表、纸笔、照相机，有条件的可配备 GPS 定位仪、录音设备、终端设备、网络和服务器等。

三、现场搜救组

现场搜救组是在有毒物污染的现场环境内短暂实施搜救的专业队伍，队员要经过急救复苏培训，由有一定专业经验的应急人员承担。当进入中毒现场时，可根据中毒现场规模分成若干组，每组还可按照不同任务分成搜索、救护、护送等若干小队；每副担架配备 2～4 名担架队员；现场搜救组的所有人员要配有相应的防护器材和通信器材，并携带必要的救治器材与药品；担架数量根据现场需要配备。搜救组要与医疗救治组保持密切联系，发现中毒人员后及时通报。

四、毒物检测组

指急性中毒的医疗卫生现场处置毒物检测队伍，由 3～4 名毒物检测分析或检验的专业人员组成，配备有个人防护器材、便携式或车载式监测检测设备；主要负责对中毒现场中毒人员生物样品和身体沾染物进行采样和检测，或针对有人群聚集的毒物污染的区域环境样本进行采集检测。其检测的目的与环保、消防等检测略有不同。

五、检伤分类组

检伤分类组由经过检伤分类培训的医务人员组成，可根据现场中毒人员数量及现场救护需要，设置若干个分类小组。其分类地点以设在洗消站入口处和出口处为好，可以随时区分污染人群、中毒人员和死亡人员，还可对洗消后的中毒人员进行病情分类。

六、去污洗消组

在中毒现场的公众洗消工作可以由消防机构或应急专业队伍的人员承担。中毒处置专业医疗救援队伍的洗消任务主要针对无自主洗消能力的中毒人员和本队伍中的救援人员的洗消。一般要配备全身洗消装备和局部洗消器材。其队伍由经过洗消培训并掌握洗消技术的人员组成。洗消工作人员在去污和洗消两个处置过程中，需要注意自身的全身防护。

七、紧急救治组

对于部分中毒病情复杂，急需进行消化道毒物清除或紧急应用解毒药物的中毒者，要在现场开展相应的紧急救治，还需要做好复合伤的处置准备。另外，有的毒物中毒需经过一定时间的潜伏期后，其损害才逐渐表现出来，因此在急性中毒现场的中毒人员往往具有不同的表现特点，需要通过医学观察进行甄别。据此，现场救护所的设置一般可分为危重症救治区、复合伤处理区与医学观察区。其救援人员也可据此做相应的任务分组，一般每组人员在 10 人左右。

八、病例后送组

一般由 2 人承担，主要任务有三个：一是要根据救治情况与伤情合理安排伤员的后送顺序；二是要保证被送中毒者不会造成二次污染，要牢记毒物中毒者"不洗不送"的原则；三是要做好与后送人员的交接和登记统计工作。

第二节　救援装备与药品准备

急性中毒现场救援所需的各类设备器材和药品，应遵守"统一规划，分级储备，确保急需，突出重点，动态管理"的原则，在平时做好采购、贮存与管理。其装备器材主要包括医疗救治、洗消和毒物检测的器材，药品包括解毒药物和常用急救药物等，同时还需配备必要的个人防护和辅助器材。

进入中毒现场前的准备如下。

一、医疗救治器材

这类器材一般包括中毒现场使用的急救器材与外科处置器材两类。前者主要用于中毒者的心肺复苏、呼吸支持、抗休克等抢救，如心肺复苏器（机）、气管插管及吸氧吸痰的器材、加压输液装置等；后者主要是用于救治危及生命或防止在后送途中出现严重问题的相关器材，如铲式担架、颈托与骨折固定用品、胸腹腔闭式引流器、包扎止血用品等。

二、医疗救治药品

用于急性中毒现场急救的常用药品主要有解毒药品（共 20 多种）、各种静脉用液体、常用急救药物、止血与止痛药物、抗惊厥药物等。

三、个体防护器材

个体防护器材指进入中毒现场开展救援工作的救援人员自用的个人防护器材，包括呼吸防护器、防护服及手套、靴套等防护用品。个体防护器材类型多种多样，防护等级也不尽相同，可根据救援队各组的职能，选择相应的防护用品（详见本书第五章）。

四、样本采集及现场毒物检测设备

中毒现场处置专业医疗救援队伍应配备必要的现场样品采集和快速检测的器材，可以用于初步测定气体、液体和固体中的有毒物质。主要用于可疑中毒物质的初筛，测定中毒人员表面沾染情况和洗消效果判定（详见本书第三章）。

五、检伤分类卡及其他相关文件

急性中毒现场救援的文件及记录是现场处置和伤员救治的依据，也是传递信息给其他救援单位或救援机构的媒介。包括相关的处理规范、记录本（单）和检伤分类卡。国际上通常使用的检伤分类卡，除记录医疗处置内容，同时也是简便快速识别中毒轻重和优先救治的标志。近年来，电子检伤分类系统的应用，使现场处置信息的记录更加方便、准确，同时也方便传输与保存。

六、救援标志与标识

在急性中毒现场处置时，需要配备救援标志或标识。这两者的意思相同，都包含有图形标识、警示线、警示语句和文字等形式。

（一）中毒现场标识

中毒现场标识包括禁止标识、警告标识、指令标识和提示标识。禁止标识是用于中毒现场禁止某些不安全行为的标识，如

21

"禁止入内"标识。警告标识是用于提醒注意某项问题的标识,以避免发生危险,如"当心中毒"标识。指令标识是强制做出某种动作或采用防范措施的标识,如"戴防毒面具"标识。提示标识是提供相关信息的标识,如"救援电话"标识。

中毒现场警示线是界定和分隔危险区域的标识线,分为红色、黄色和绿色三种。按照需要,警示线可用色带临时布置,也可在地面喷涂。

(二)救援人员的服装标志

在中毒现场的救援人员要统一着装并佩戴明显标志,服装背面应印有救援队名称,颜色尽可能明亮,而且要有反光夜明标志。可遵循原卫生部 2012 年发布的《中国卫生应急服装技术规范(试行)》配备。

第三章　急性中毒现场毒物检测

毒物的急性中毒形式可分为群发性中毒和散发性中毒两类。前者是指在同一地点、同时接触同一毒源，引起中毒人数在 2 例以上的中毒；后者是指仅发生 1 例中毒病例的中毒。无论是群发性的中毒现场，还是散发性的中毒场地，通过现场毒物检测查明毒物，对控制中毒事件的进一步发展和救治中毒者均具有重要的指导意义。毒物中毒现场检测过程包括现场检测前准备、样品采集、现场检测、实验室检测、检测过程质量控制、检测结果的报告等。

第一节　现场检测前的准备

在做毒物中毒现场检测时，前期准备是重中之重。应针对各种不同类型的中毒场所与特点，做好以下五方面的准备工作。

一、采样人员的防护准备

采样人员进入毒物中毒现场采样，要依据可能接触的毒物种类与接触方式，做好各方面的个人防护准备，包括佩戴个体呼吸防护设备，佩戴个人防护用品如口罩、手套、护目镜或眼罩等，以及携带个人救生设备如安全绳、急救包等；高危环境采样时，还应根据现场实际情况准备不同级别的防护服。另外，采样人员在进入现场之前，还应确认环境的放射性安全情况。

二、样品采集所需用品的准备

根据中毒现场的类型，如毒气中毒、水源与饮用水污染性中毒、食物中毒等，需做好与采样相关的各方面准备。

（一）采样设备种类

采样设备包括采样泵、收集器、玻璃（塑料）采样瓶与其他必要的采样工具；还应准备辅助采样的相关用品，如记录用品、样品标签、油性记录笔等。

（二）采样容器准备时应注意的问题

采样时应根据待测物的化学性质、样品性状和样品保存所需条件选择相应容器。如待测物是无机金属和类金属化合物，可用高压聚乙烯塑料、聚丙烯塑料、石英、硬质玻璃等容器；用于无机金属化合物采样的容器，在采样前通常用50％硝酸溶液浸泡12 h以上，然后用去离子水洗净、晾干。如待测物为有机化合物，应选用玻璃或聚乙烯等塑料制品作为容器，在采样前应用铬酸洗液浸泡，再用蒸馏水洗净、晾干备用。对准备好的采样容器应保持其洁净，尤其要注意避免使用橡胶和添加染料的制品作为容器。如果样品需要冷冻保存，则不宜用玻璃容器，以防冻裂。

（三）其他准备

对收集样品后的废弃物收集袋，现场采样中使用过的防护服、橡胶手套、设备、材料等物品进行适当洗消处理的相关准备。

三、现场检测设备的准备

根据中毒现场毒物检测的实际需要准备相关设备，如便携式红外仪、便携式气相色谱—质谱仪、便携式紫外—可见分光光度计、现场快速筛查检测设备等；并要保证所需设备的性能良好，工作状态正常，辅助用品齐备，以及设备运输过程中安全固定等。

四、样品保存和运输工具的准备

根据可能采集毒物样品的要求，做好样品保存和运输准备，如准备好样品运输周转箱、车载低温样品冰箱、低温样品箱、冰袋等，以及在运输过程中必要的安全防护装置等。

五、其他辅助设备的准备

在中毒现场样品采集和检测过程中，由于受客观条件限制，对采样现场照明、电力供应、实验用水、警戒隔离设施的配备、人员识别标记、通信方式、样品传递等方面也要做好充分准备。

第二节 现场毒物样品采集

对样品采集的总要求：要保证所采样品的完整性、代表性和针对性；根据毒物检测的实际需要，样品可分为空气、水、土壤、食材和生物样品（如血、尿、呕吐物、胃内容物、组织样品等），应做分类采样；在采集样品的同时，还应采集空白样品、空白容器和对照样品。

一、空气样品采集

在做气体性毒物中毒现场采样时，应注意三个问题：一是事先仔细检查仪器，保证其功能正常。二是采样地点的确定，应以使采集的样品具有代表性和能满足检测目的为原则。按照常规方法，一般以人的呼吸带为采样高度，特殊情况下视实际需要而定。三是注意采集平行样品，即在同一地点采样时，应同时采集至少2个平行样品。空气采样的常用方法有以下两类。

（一）直接采样法

当空气中被测毒物的浓度较高，或者具备高灵敏度的分析方法时，直接采集少量空气样品就可以满足分析需要。在这类条件下可选用以下两种采样方式。

1. 采气袋采样

由专用塑料袋或铝箔袋连接一个特制的采气用二联球构成。现场采样时先用空气冲洗采气袋3～5次，然后采样，再用乳胶帽封口，尽快送检分析。

2. 真空瓶（罐）采样

用耐压玻璃瓶或不锈钢瓶作为采样装置，预先抽真空至133 Pa左右。在采样现场将真空瓶气阀打开采气，然后关闭阀门，迅速送检。

（二）浓缩采样法

当空气中被测毒物浓度较低时，需对气体样品进行浓缩后方能满足分析的要求。在这类条件下可选用以下三种方式。

1. 吸收液法

采用动力装置使中毒现场的空气通过装有吸收液的吸收管，空气中的被测毒物经气液界面浓缩于吸收液中。常用的吸收液有水、水溶液和有机溶剂等。

2. 滤料法

使用动力装置使中毒现场的空气通过滤料，经机械阻留、吸附等方式采集空气中的气溶胶。常用的滤料有玻璃纤维滤料、有机合成纤维滤料、微孔滤膜和浸渍试剂滤料等。

3. 固体吸附剂法

使中毒现场的空气通过装有固体吸附剂的采样管，被测毒物被吸附剂吸附而浓缩，样品送至实验室后，经解吸后进行分析检测。

二、液态样品采集

这类样品的采集应注意以下几个问题：①对于采集有固定包装的样品，除采集剩余样本外，还可直接采集原包装产品。②对于采集散装、均一稳定的液体样品（如水、乳品、酒或其他饮料、植物油等），一般选用密闭性较好的玻璃容器，并保证其能收集和储存500 ml以上的样品量（一般应充满整个容器）。③对于采集不便混匀的样品，可选用大容器盛装，或采用虹吸法分层取样，每层各取500 ml左右，分别装入小口瓶中。④对于采集易挥发性样品，应将样品几乎充满容器并保证容器的气密性。⑤对于采集易分解的样品，应注意采取相应措施保证样品的稳定性。

三、固态样品采集

一般采用密闭性较好，能收集和储存500 g以上样品的玻璃容器或惰性塑料容器。采集被毒物污染的土壤样品时，应根据现场状况调查，依据毒物的印渍和气味，并综合考虑地势、风向等因素，明确毒物对土壤的污染范围后，直接采集表层5 cm土样；采样点数3~5个，并注意采集2~3个对照点样品。样品采集后对易分解的待测有机毒物，应将其置于低温下保存。

四、生物样品采集

（一）血液样品采集

1. 对采样人员的要求

应经过统一培训，熟练掌握样品采集、分离、运输、保存技术；采样时着工作服，戴无粉乳胶手套和一次性工作帽。

2. 对采样前的要求

采样前应核对采样对象、姓名与编号，严格按照无菌技术操作，使用已贴好编号的采血管。

3. 对采样时的要求

若需全血样品，一般采集静脉血10~15 ml，放入无菌、加入抗凝剂的有螺口容器或培养瓶中；并注意及时混匀所采血样，即轻轻摇晃使血液与抗凝剂混匀，不要猛力振摇。样品经采集、分离后按编号分组存放于专用容器中，并置于4 ℃低温下冷藏。

4. 特别需要注意的问题

（1）需根据不同毒物在血液中的半衰期确定最佳采样时机。

（2）盛装血样的容器选择要恰当，例如疑为百草枯中毒患者的血液不能用玻璃试管盛装，以免玻璃使百草枯发生变化，导致无法检测。

（3）注意盛装血样的容器要密封，例如一氧化碳中毒，所采血液是分析一氧化碳中毒的唯一检材，应尽早抽血，并用密封的玻璃容器盛装，避免残留气体泄漏；对于其他易从样本中逸出的毒物（如氰化物）也要密封保存，尽快检测。

（4）尽量不加防腐剂和抗凝剂。

（二）尿液样品采集

有的毒物常以原形或其代谢物的形式通过中毒者的尿液排泄，因此尿液是毒物检测中一种重要的样品类型。尿样可通过小便时直接收集，不能小便者可采用导出或通过注射器抽取，无尿者也可取膀胱冲洗液。尿样采集时间，一般取首次晨尿的中段尿100 ml左右置于无菌容器内，必要时可分装于50 ml以下小玻璃瓶或塑料瓶容器中，不加防腐剂。但需注意的是，一些毒物在中毒初期呈尿检阴性，如百草枯一般要在口服后2 h采集。采样时注意无菌操作，并在治疗用药前采集，最好2～3 h内送到实验室检测，否则应在4～8 ℃的条件下保存运送样品。

（三）其他样品采集

除常规的血样、尿样外，中毒事件中的生物医学样品还包括呕吐物、胃内容物以及组织等。胃内容物或呕吐物是确定中毒的最好样品之一，可以通过收集中毒者的呕吐物、洗胃液、胃内抽取液或者通过尸体解剖获得。在采集时要注意避免污染，洗胃液最好采集最初抽出的液体，用高锰酸钾洗胃后的胃液检测意义不大。在收集尸检材料中的胃内容物时，应注意收集底部的胃液，因为比重大、溶解度低的物质（如毒鼠强）往往沉淀于胃底部。当采集的胃内容物量较大时，可先倾倒入一个较大的玻璃漏斗内，先塞住漏斗的出口，混杂在胃内容物中的结晶和粉末将沉淀在漏斗底部，然后分别收集上层液体和下层固体。胃内容物的收集时效性强，错过了时机就不能弥补。所采集的样品可用玻璃、聚乙烯或聚四氟乙烯的器皿盛装，避免使用金属器皿。采集量最好达到100 g（ml)以上。

第三节　毒物样品的保存和运输

采集后样品的保存和运输方法是否妥当，对毒物检测结果也有直接影响。

一、样品的保存

中毒现场采集的样品，每个样品应具有独立的包装，在无法立即检测时应做冷冻保存。由于收集的检测材料和被测物不同，其贮存（包括运输期间）要求也不一样，标准检测方法对于样品的贮存和运输都有明确的说明，在实际操作中要严格执行。总的原则应注意以下几个方面：

（1）一般需检测无机参数的样品应在−28～−18 ℃下冷冻保存，需检测有机参数的样品一般应在−80～−32 ℃下冷冻保存；冷冻保存时应注意收集器的低温耐受度。

（2）将样品送至贮存地点后，应尽快将所有全血和血浆放入−80 ℃下冷冻保存，还需注意避免样品的反复冻融。

（3）在样品贮存及运输时，还应防止被测物变质和引入干扰物质，避免样品中待测物的挥发和在容器上滞留，样品的保存方法要与分析方法相配合。

二、样品的运输

样品在运送过程中的保护，需注意两个方面：

（1）保持低温，避免破碎和污染，防止溢出，若发生溢出应立即对环境进行消毒处理，保证样品和运输人员的安全。

（2）样品在贮存和运输过程中，应做好交接记录，包括记录交样人、收样人、交接日期、样品的形状、样品贮存条件等信息。

第四节　采样记录与样品标识

采样过程的记录与所采样品的标识，对中毒毒物的准确检测与判断也是很重要的步骤。前者有助于毒物检测过程的相关方法选择、结果判定等；后者可避免对样品的错误处置。

一、采样记录

（一）总要求

采样记录应做到详细、明确，包括采样过程的相关信息（如采样时间、地点、温度、采样人以及技术参数等）与所采集的样品相关信息（如样品编号、样品名称、样品数量、采样量、采样部位、采样时间、样品来源等）。如在不明原因食物中毒现场采样时的记录，除了尽可能详细记录中毒现场（如食堂、餐馆等）相关信息，还要同时详细记录所采集的样品来源及种类（如米面、生肉、熟食、调料、作料、油料等），以便实验室检测人员正确分析有毒物质可能的存在形态，选择合适的样品处理方法和仪器分析手段，这些对于样品分析，尤其是未知毒物的筛查分析鉴定至关重要。

（二）采集空气样品时的要求

采集空气样品时应记录如下几项：

（1）采样时间、采样地点、样品编号、采样方法等。

（2）可疑有毒物质名称、采气量。

（3）采样时的气温、空气湿度、气压、风速。

（4）采样环境的通风装置、门窗关闭情况、风向及其他有关情况。

（三）采集生物样品时的要求

应记录采血位置（如体表血、心包血、静脉血等）、采样量、采样时间（中毒后或用药后几小时）、急救用药、处理方法（如抗凝剂、保存温度）；若条件允许，可附加注明中毒人员的临床症状和急救措施，为实验室检测人员对样品进行快速筛查鉴定提供有利条件。

二、样品标识

盛装样品的容器应贴上统一标签，标签上注明样品名、采样人、采样日期、样品编号（与采样记录一致）、加入的防腐剂名称及加入量等内容。

第五节　现场毒物快速检测

毒物中毒现场快速检测是指对中毒现场与中毒诊断可能相关的样品直接进行分析检测，以便对中毒类型、剂量、范围、人员中毒程度等情况进行初步判断。

一、现场快速检测的特点

现场快速检测一般是在中毒现场采集样品后即刻所做的毒物

检测。这类检测具有以下几个特点。

（一）对设备与手段有特别要求

进入毒物中毒现场进行检测，一般都需要进行防护，但按照应急救援"最佳防护"（未明情况按照 A 级防护）原则，检测人员可能无法完成较为精细的操作。因此，用于这类检测的设备必须便于携带、方便操作，能快速获得结果。

（二）需在短时间内获得结果

中毒现场的毒物检测必须在短时间内获得结果，以便为后续的防护、洗消、救治、封控等提供依据。

（三）其结果要有一定的准确性

应用于现场检测的设备（手段）由于难以达到 100％的准确，只能在检测的种类、灵敏度、准确性之间进行权衡。因此，这类检测所用设备应该具有一定的灵敏度（高于某种毒物的中毒剂量）。对于准确性而言，一般要求做到"宁错勿漏"，不出现"假阴性"结果，尽量减少"假阳性"结果。对于后者，可以通过不同检测手段相互印证的方法，减少"假阳性"结果的产生。

二、现场快速检测主要技术方法与设备

现场快速检测技术方法与设备目前有如下两类。

（一）现场快速检测箱

一般用于特征性化学物中毒现场的快速定性或半定量检测，可作为中毒原因的快速筛查手段，但一般不作为中毒原因的确证依据。目前市场可供的快速检测箱和检气管有两类，可依据说明书进行现场快速检测。其优点是体积小、质量轻、携带方便、操作简单快速、灵敏度较高和费用低等；对使用者的技术要求不高，经短时间培训就能进行检测操作。缺点是准确度较差，检测结果不能作为中毒原因判断依据，只能作为筛查和参考。

（二）仪器分析法

1. 便携式气相色谱—质谱联用技术

其原理是将实验室的气相色谱——质谱联用仪小型化，并进行防震设计，以便于携带。这类设备分为便携式设备与车载式设备两类。

便携式设备中的质谱一般采用直接进样（或加入固相微萃取技术），也有的采用低热容（低热质）气相色谱分离技术（加热器与色谱柱一体）。优点是灵敏度较高，采集速度快，检测结果准确度较高。

车载式设备由于对其体积、重量没有过高要求，因此可以采用经过改装的实验室设备，其检测结果甚至可以达到实验室检测水平。可以实时采样分析，其结果准确，但价格昂贵。

2. 傅里叶变换红外光谱技术

其原理是检测被测物的红外吸收光谱，经过傅里叶变换后与内置的标准谱图进行比对得到定性检测结果。除可检测气体样品外，现在采用 ATR（衰减全反射）技术设备也可做固体及液体的快速检测，可以分辨出未知粉末的来源（生物源、无机样品等）。另外，和拉曼光谱相似，也可进行遥测。其缺点是灵敏度较低，易受环境因素影响。

3. 拉曼光谱技术

其检测原理是当用短波长的单色光照射被测物时，小部分光按不同的角度散射开来形成散射光，在垂直方向观察时，除与原入射光有相同频率散射外，还有一系列对称分布着若干条很弱的与入射光频率发生位移的谱线（拉曼谱线），将这种谱图与标准谱图对照即得出结果。由于拉曼散射的光强非常微弱，以往的检测以实验室设备为主。随着微型激光器（单色光）和表面增强拉曼散射技术的应用，便携式乃至手持式的拉曼光谱设备已经成熟。其相对其他类型仪器的最大优势就在于理论上只要光可以通过就可以检测，也就是说隔着透明的玻璃瓶、塑料袋就可检测其中的化学品，还可以对数十米甚至数千米外的空气、云团进行遥测。其缺点是灵敏度较低。

第六节　实验室毒物检测

实验室毒物检测是指在毒物中毒现场采集的样品，送至实验室后的结果检测。

一、实验室的安全要求

承担待测毒物样品预处理和检测的实验室应符合安全要求，应具有合理的功能分区，无机物和有机物的预处理实验室应分别设置，检测仪器实验室应具有通风排毒设施，操作人员应配备相应有效的个体防护用品。

二、样品检测前的预处理

毒物待检样品由于来源复杂，一般干扰物较多。特别是待测物经过扩散或生物代谢分布后，在体内浓度较低（<0.1 mg/L），超出许多分析仪器的检测能力范围。因此，对这类样品进行有效净化与富集等预处理是十分重要的。

（一）预处理原则

样品预处理原则是在不影响测定结果的情况下，尽量不采用或少采用步骤多的样品预处理方法。样品预处理的目的是消除或减少样品基质对样品检测结果的影响，并对目标物进行浓缩富集；同时避免引入新的干扰物质或造成样品污染。

（二）预处理的主要技术方法

按照待测物的理化特性，分为无机化合物与有机化合物测定的预处理。现分述如下。

1. 无机化合物测定的预处理

在毒物中毒应急检测中，经常检测的无机物成分包括铅、镉、锰、汞、砷等。对这类样品的预处理，其主要方法有稀释法、溶剂萃取法、湿法消化法等。

（1）稀释法。

样品稀释是一种最简便有效的方法，一般是直接将液体样品，如尿液或血液等用稀释剂稀释后供测定。稀释的作用是一方面将待测物的浓度降至所选测定方法的测定范围内；另一方面减少样品中基体的浓度，以降低测定的背景值和干扰。选用何种稀释剂和稀释到什么程度，要视样品的性质和所用测定方法而定。一般可将血样或尿样用去离子水、稀硝酸溶液或含 Trito 的稀硝酸溶液作为稀释剂，原因是含氧酸有助于消除无火焰原子吸收测定中的干扰，用含有基体改进剂的稀释剂稀释样品，对消除基体干扰，比单用去离子水稀释的效果显著。常用的基体改进剂有硝酸铵、硝酸镍、氯化钯、磷酸氢铵和 EDTA 等。

（2）溶剂萃取法。

通过溶剂萃取，达到从样品中分离和浓缩待测物的目的。最简单的方法是用稀酸或去离子水将待测元素或金属离子从样品中分离。例如测定血铅时，用6 mol/L的硝酸溶液使蛋白沉淀，离心后取上清液进样测定，所得结果与湿法消化处理一样；用1 mol/L的盐酸或硝酸溶液浸泡组织，可萃取出组织中的镉、铜、锰和锌等。另一种常用溶剂萃取方法是用络合剂与金属离子反应形成络合物，再用有机溶剂萃取络合物，如二硫腙法测定尿中的铅、镉等。

（3）湿法消化法。

湿法消化法是对于那些基体复杂，难以用稀释、萃取和溶解的方法处理的样品，如食品、土壤、采样滤膜等，通过该法能较快有效地破坏样品中的基体，较好地保留样品中的待测元素。这类方法可分为如下三类。

①酸式消化法：根据样品和待测物的性质，选择以硝酸、硫

酸、高氯酸或过氧化氢等不同混合配比溶液作为消化液，利用其氧化性破坏样品中的有机成分；再通过加热促进消化，温度越高消化越快，一般选择200℃左右，挥发性待测物应在200℃以下消化。高氯酸是强氧化剂，在加热过程中容易发生爆炸，使用时要注意安全。

②碱式消化法：用氢氧化钠溶液与样品一起加热，有机样品在强碱状态下受到破坏，再调整pH值做后续分析。碱式消化法只能用于过渡金属、重金属和镧系元素的分析，不能用于碱金属的分析。

③微波消化法：即利用微波加热的作用，在密闭的消化管内，将样品进行酸式消化的方法。因为消化过程是在密闭容器内进行的，又有微波的作用，因此具有消化液用量少与消化时间短，挥发性待测物不易损失，外来污染少等优点。

2. 有机化合物测定的预处理

由于各类中毒样品中有机物成分种类多，含量高低不一，干扰大，需要较好的样品预处理方法，从复杂的样品基体中将微量的有机待测物分离、净化或浓缩，实现检测。常用的预处理方法有顶空法、溶剂萃取法和固相萃取法等。

（1）顶空法。

顶空法又称为气体萃取法，适用于样品中痕量的高挥发性待测物的分离、测定。顶空法分为静态顶空法和动态顶空法。现代许多气相色谱仪一般都配置有顶空装置或顶空自动控制装置，并且顶空操作可自动化进行。这类方法分为以下几种。

①静态顶空法：将液体样品或粉状固体样品放在一个密闭的玻璃样品瓶（顶空瓶）中，用对待测物检测无干扰的合适溶剂进行稀释或溶解，保持样品瓶中的样品上方留有一半以上的气体空间，立即盖严，整个容器在恒定的温度下，使液相中的易挥发组分挥发至液面上部的空气中，当待测物在气液两相间达到平衡后，用气密性注射器抽取顶部空气，直接注入气相色谱仪进行分析。

静态顶空法具有仪器简单，操作容易、快速，易于推广，可以消除基体干扰等优点。但它的富集效果较差，灵敏度较低。本法适用于含有浓度较高的挥发性和半挥发性化合物的液体样品和某些固体样品的预处理。

②动态顶空法（吹扫—捕集法）：将少量液体样品或粉状固体样品放在一个容器中，在适当加温的条件下，载气（常用氮气）通过容器，将挥发性或半挥发性待测物吹出；若样品中待测物浓度高时，可用注射器或铝塑采气袋等收集吹出气，直接测定吹出气中的待测物；若样品中待测物浓度低，可将吹出气通过固体吸附剂管将待测物吸附，或用冷阱将待测物冷凝在阱中，然后通过加热固体吸附剂管或冷阱，将挥发性待测物热解吸出来，其解吸气直接用气相色谱法测定。此法通常可将样品中的待测物全部吹出，而且可以对样品进行浓缩，富集效果好，测定的灵敏度高，容易定量，操作较简单，适合于大多数挥发性和半挥发性有机化合物的分离富集。

（2）溶剂萃取法。

溶剂萃取法根据待测物的理化性质（如极性和溶解度等）选择适当的溶剂，利用其在有机相和无机相间的不同分配比，将待测物与样品基体分离。萃取法有的适合在酸性条件下进行，有的则适合在碱性条件下进行，其原则是使目标物以分子态形式存在，降低其亲水性，从而减少其在无机相中的溶解分布。一般情况下，目标物为酸性时，宜采用酸性条件萃取，反之亦然。有些目标物分子结构中可能同时含有酸性基因和碱性基团，此时萃取的 pH 值条件应当参照其 pK_a 值决定。若在待测物完全未知的情况下，应当将样品分别通过酸性（0.1 mol/L HCl 溶液）、碱性（0.1 mol/L NaOH 溶液）以及中性条件进行萃取处理并分别检测，以防止待测物遗漏。萃取次数取决于待测物在两相中的分配系数，一般为 2~3 次。萃取液可以直接用于测定，或通过定量的化学反应、溶剂转换后进行测定，也可以将萃取液进行挥发浓缩后测定。

溶剂萃取法具有简单、易操作的特点，能适合各级实验机构开展各类检测。

（3）固相萃取法。

固相萃取法是基于样品通过固体吸附剂（固相萃取小柱）时，通过目标化合物与固体吸附剂和溶剂的作用力（如范德华力、静电引力等）的差异，使固体吸附剂捕获样品中的目标化合物，经洗脱溶剂环境的条件变化而实现目标化合物与样品中的杂质分离、洗脱，同时将其富集，从而达到目标化合物提取的一种样品预处理方法。固相萃取方法一般经过活化、上样、清洗和洗脱四个步骤达到目标化合物富集和去除干扰的目的。常用的固相萃取小柱有非极性的 C_{18} 柱（十八烷基）、C_8 柱（辛基）、PH 柱（苯基）、CH 柱（环己基）等，极性的 OH 基柱（二醇基）、SI 柱（活性硅）、弗罗里硅土柱、氧化铝柱、氰基柱以及 NH_2 柱、SAX 柱、SCX 柱、WCX 柱、PSA 柱、DEA 柱、PRS 柱等阴阳离子交换柱，使用时可根据相应的样品类型选择适当的固相萃取柱。

固相萃取技术是目前样品预处理的通用技术方法，具有选择性强、净化效率高的特点，能满足复杂样品如生物样品中超微量有机物的净化处理。

（4）固相微萃取法。

固相微萃取法是在固相萃取基础上发展起来的，它集采样、萃取、富集和进样于一体，可以从液体样品、气体样品和固体样品中分离和富集待测物，能够与气相色谱法或高效液相色谱法等联用，测定灵敏度更高，而且不用有机溶剂解吸，操作简单、快速。固相微萃取器的基本构造像一支微量注射器，在不锈钢针头里面，有一根石英光导纤维（或其他纤维状材料）与推杆相连，其通过推杆可以从针头里伸出和缩进。纤维表面涂渍上固相涂层（如聚二甲基硅氧烷或石墨等），形成涂层薄膜，制成萃取头。当将针头放于样品（液体或气体或顶空气）中时，伸出萃取头，样品中的待测物通过挥发和扩散，不断被萃取头的涂层薄膜吸附或吸收。当吸收或吸附达到平衡后，收进萃取头，取出微萃取器。然后，将针头插入气相色谱仪或高效液相色谱仪的进样器中，伸出萃取头，通过热解吸或溶剂解吸释放出吸收或吸附的化合物，进行分离测定。

固相微萃取法操作时间短，样品量小，无萃取溶剂，选择性高，尤其适合挥发性和半挥发性化合物的分析。

3. 预处理常见问题与注意事项

（1）目标物丢失。

在样品预处理过程中，若选用不当的处理方法，如离子交换树脂类型未能覆盖样品中全部有毒有害物，将造成处理过程中目标物的丢失。为预防此类情况发生，在处理实施前，应当谨慎设计并确保处理体系的覆盖范围，同时对于处理过程中各步骤的洗脱或萃取液均应用专号标记并妥善保管，以备复核。

（2）乳化现象。

在萃取过程中，由于所萃取物的酸碱度过强，或者所用溶剂密度过于接近，或者所萃取溶液有较大的黏度，均有可能造成乳化现象。乳化现象可通过长时间静置溶液来逐步消除。但由于时间因素，往往需要采用破乳步骤以加快乳化消除。破乳方法分为物理机械法和物理化学法，物理机械法主要有离心、超声、冷冻、过滤、电沉降等；物理化学法主要是加入破乳剂，如有机溶剂或无机盐，如乙醚、氯化钠等，但需要注意的是所加溶剂应当与需要收集的有机相相对于水相分层方向一致，以免出现夹心分层现象。

（3）样品污染。

在样品预处理过程中，尤其需要防止外来污染物的引入，从而造成假阳性结果。因此，样品处理需在专门区域中进行，对于所使用的器皿和用具均应预先彻底洗净。

（4）目标物与处理试剂发生反应。

当处理试剂有氧化性、还原性或具备活性基团，如氨基、羟基等情况时，应当充分考虑是否会造成目标物氧化、还原或试剂直接与目标物发生化学反应。如在处理含有活性氯、活性氟等的有机磷酸酯类化合物的样品时，若采用碱性试剂，则可能造成目标物水解生成有机磷酸。

三、样品检测策略

样品检测的目的是选择出具有特征性和相关性，能够明确指证中毒原因并和现场调查结果及临床表现相吻合的毒物。

（一）注意检测方法组合

应根据现场调查情况、现场检测结果及中毒者临床表现等做出的初步判定结果，并结合相关化合物的结构特征、理化性质以及各类分析技术原理和适用性，通过优化建立包括气相色谱、液相色谱、质谱、原子发射光谱、核磁共振谱及其联用技术的系列仪器分析手段，将这些分析手段进行必要的交叉、联用或集成以形成仪器筛查技术网络系统，应用这一网络系统快速、准确和灵敏地获得化合物的碳、磷、氟、硫、氮、砷、氯等元素信息以及保留指数、相对分子质量（包括高分辨精确相对分子质量）、碎片离子、同位素比、元素组成等结构信息，经过谱图解析和综合分析，实现对样品的全面筛查，并为目标化合物的结构鉴定和确证提供足够的信息，确保无漏检。

（二）注意检测方法选择

应优先选择国家标准方法，在选择使用文献方法和自建方法时，应进行必要的方法学验证，确定方法的线性范围、最低检测限（LOD）、最低定量下限（LOQ）、准确度和精密度等。样品的签收、取用、预处理、储存与销毁以及检测过程、数据处理与存储应按照相关标准（如 ISO/IEC17025：2005）进行质量控制，确保结果的准确可靠。

（三）注意检测方法作用

不同类型的分析技术组合可提供不同目标化合物的相关检测信息。如核磁共振技术（NMR）可实现样品的无损检测，采用不同的核磁共振技术，在添加内标参比物后，可获得样品中含磷或含氟的化合物的种类或结构信息。气相色谱技术（GC）通过不同的检测器配置，在对样品进行必要的处理后通过衍生方法，可针对性地提供或直接得到含磷、硫、氮、砷、氯等化合物的种类和保留指数等信息，并将对应化合物的相对保留指数（RI）信息提供给气相色谱—质谱（GC-MS）技术进行分析参考。如通用型的氢火焰离子化检测器（FID），针对含硫、磷的化合物的火焰光度检测器（FPD），针对含氮、磷的化合物的氮磷检测器（NPD），针对电负性化合物特别是多卤化合物的电子捕获检测器（ECD），可选择性地对化合物中的砷、硫、氮、卤素进行检测的通用型的原子发射光谱检测器（AED）等。配备有化学电离源的气相色谱—质谱联用技术（GC-CI/MS）可提供化合物分子量、主碎片和加合峰质荷比等信息；电子轰击电离源的气相色谱—质谱联用技术（GC-EI/MS）可得到化合物碎片离子、相对丰度；配备商用质谱数据库（如 NIST 等）或自建标准品数据库，通过对数据库的直接检索匹配进行准确筛查。液相色谱—质谱技术（LC-MS）针对难分析或难汽化的目标化合物，在对样品进行适当预处理后，可提供化合物相对分子质量、主碎片和加合峰质荷比等信息，同时利用高分辨飞行时间质谱（TOF/MS）获得目标化合物的元素组成、准确相对分子质量等。

四、样品检测常用设备

（一）紫外线及可见光分光光度计

仪器原理：这类设备是通过物质分子对紫外线及可见光光谱的光辐射吸收特征和吸收程度，对物质进行定性定量分析的一种光谱分析仪器。

设备特点：结构较简单，操作简便快速，具有较高的灵敏度和一定的准确度。

应用范围：常用于无机非金属化合物及一些有机化合物的定性和定量分析，如亚硝酸盐、二氧化硫、氮氧化物、氨、苯胺、光气等的测定。

（二）分子荧光分光光度计

仪器原理：某些物质的分子吸收能量后能发出荧光，根据物质对荧光光谱的吸收特征和强度，对物质进行定性和定量的检测。利用这一原理进行物质检测的仪器称为分子荧光分光光度计。

设备特点：目前用于测量毒物荧光的仪器有很多，仪器构造也有所不同，但都包括激发光源、样品池、单色器、检测器四个基本组成部分。

应用范围：常用于工作场所空气中非过渡金属离子（如硒）、某些有机化合物和生化物质的测定。近年来，随着高效液相色谱仪的发展，分子荧光分光光度计在职业卫生监测中作为单一仪器使用的检测方法已逐渐被淘汰，而常将其作为高效液相色谱仪的一个检测器来使用。

（三）原子吸收光谱仪

仪器原理：这类仪器是基于物质产生的原子蒸气中，待测元素的基态原子对光源特征辐射谱线的吸收程度来进行定量分析的仪器。它是开展各类元素测定中最常用的仪器之一，灵敏度和精密度都能满足各类检测的需要，且仪器价格和测定费用较低。

设备特点：原子吸收光谱仪一般由光源、原子化器、分光系统、检测系统和数据收集、处理系统五部分组成。

应用范围：在职业卫生检测中，原子吸收光谱仪常用于铅、镉、锰、锌、钠等金属和类金属元素的检测。

（四）原子荧光光谱仪

仪器原理：这类仪器是原子光谱仪的重要分支，它具有原子吸收光谱和原子发射光谱两种分析的特点。目前原子荧光分析中应用最多的仪器是将氢化物发生和原子荧光光谱分析技术联用，而产生的氢化物发生—原子荧光仪器，其中以氢化物发生—无色散原子荧光仪器为主。氢化物发生—无色散原子荧光仪器的测量原理是将被测元素的酸性溶液引入氢化物发生器中，加入还原剂后即发生氢化物反应并生成被测元素的氢化物；被测元素氢化物进入原子化器后即解离成被测元素的原子；原子受特征光源的照射后产生荧光；荧光信号通过光电检测器被转化为电信号，由检测系统检出。

设备特点：常用的原子荧光光谱仪一般由氢化物发生系统（HG）、光源系统和光学系统、原子化系统、检测（测光）系统和数据收集、处理系统五个部分组成。

应用范围：原子荧光光谱仪具有足够的灵敏度和精密度，线性范围宽，干扰较少，可进行多元素同时测定，仪器价格和测定费用也较低。但受氢化物反应和元素特性的限制，可测定的元素较少，目前能测定的元素有砷、硒、碲、铅、锑、铋、锡、锗、汞、镉、锌共 11 种，在职业卫生领域中主要用于砷、汞和硒的检测。

（五）原子发射光谱仪

仪器原理：这类仪器是利用物质在热激发或电激发下，通过不同元素的原子或离子发射特征光谱来判断物质的组成从而进行元素的定性与定量分析的一类光谱仪器。

应用范围：电感耦合等离子体发射光谱仪（IC - AES）是近年来应用最广泛的原子发射光谱仪器，它以电感耦合高频等离子体（ICP）作为原子发射光谱的激发光源，能测定大多数元素，可进行多元素同时测定，也有足够的灵敏度和精密度，还具有干扰少等优点；但仪器价格和测定费用较高。

（六）气相色谱仪（GC）

仪器原理：这类仪器利用气体（载气）作为流动相，目标化合物在不同固定相中实现分离后，各种物质先后进入检测器，如氢火焰检测器、电子捕获检测器等，用记录仪记录色谱谱图，从而对化合物进行定性、定量分析。

设备特点：气相色谱仪一般由气路系统（载气）、进样系统（进样口）、分离系统（色谱柱）、检测系统（检测器）、数据收集系统（积分仪或化学工作站）五个部分组成。

应用范围：常用于工作场所空气中的小分子、易挥发有机化合物如苯系物、乙酸乙酯等的检测。

（七）高效液相色谱仪（HPLC）

仪器原理：这类仪器是用适当的固定相做成液相色谱柱，利用液体作为流动相，使试样在色谱柱内通过吸附和解析的过程，根据试样和固定相之间的极性和吸附能力，在色谱柱内分离后，按电信号大小测定混合物中各组分的含量的一类色谱仪器。

设备特点：HPLC 仪一般由高压输液系统、进样系统、分离系统（色谱柱）、检测系统、数据记录、处理系统等组成，其中输液泵、色谱柱、检测器是关键部件。有的仪器还有梯度洗脱装置、在线脱气机、自动进样器、预柱或保护柱、柱温控制器等，现代HPLC 仪还有微机控制系统，可进行自动化仪器控制和数据处理。制备型 HPLC 仪还备有自动馏分收集装置。

应用范围：常用于工作场所空气中的不易挥发的大分子有机化合物，如多环芳烃类化合物、部分农药等的检测。

（八）离子色谱仪（IC）

仪器原理：这一类仪器是液相色谱仪的一种，检测原理与高效液相色谱仪相同，是利用液体作为流动相，使试样在色谱柱内通过离子交换、离子排阻以及吸附等作用在色谱柱内分离后，按电信号大小测定混合物中各组分的含量的色谱仪器。

设备特点：IC 仪的结构与高效液相色谱仪相似，由高压输液系统、进样系统、分离系统（色谱柱）、检测系统、数据记录、处理系统五个部分组成。

应用范围：常用于工作场所空气中的 SO_4^{2-}、NO_3^-、Cl^-、F^-、Br^-、I^-、PO_4^{3-} 及 Na^+、K^+、Ca^{2+} 等多种阴阳离子的测定。

（九）质谱仪（IUS）及其联用仪

仪器原理：质谱仪（massspectrometry，MS）是利用电磁学原理，对荷电分子或亚分子裂片根据其质量和电荷的比值（质荷比，m/z）进行分离和分析的仪器。质谱仪的基本原理是有机物样品在离子源中发生电离，生成不同质荷比的带正电荷的离子，经加速电场的作用形成离子束，进入质量分析器，在其中再利用电场和磁场使其发生色散、聚焦，获得质谱图，从而确定不同离子的质量，再通过解析，可获得有机化合物的分子式，提供其一级结构的信息。

设备特点：质谱仪一般由真空系统、进样系统、离子源、质量分析器、检测器和计算机控制与数据处理系统（工作站）等部分组成。

应用范围：目前的质谱仪是以各种各样的联用方式工作的，常用的有用于有机物分析的气相色谱—质谱联用仪、高效液相色谱—质谱联用仪、用于无机物分析的电感耦合等离子体—质谱联用仪。

1. 气相色谱—质谱联用仪（GC - MS）

这种仪器主要由三个部分组成：色谱部分、质谱部分和数据处理系统。色谱部分和一般的色谱仪基本相同，包括柱箱、汽化室和载气系统，也带有分流（不分流）进样系统，程序升温系统、压力、流量自动控制系统等，一般不再有配备谱检测器，而是利用质谱仪作为色谱的检测器。在色谱部分，混合样品在合适的色谱条件下被分离成单个组分，然后进入质谱仪进行鉴定。

2. 液相色谱—质谱联用仪（LC - MS）

这种联用仪主要由高效液相色谱仪、接口装置（同时也是电离源）、质谱仪组成。高效液相色谱仪与一般的液相色谱仪相同，其作用是将混合物样品分离后使其进入质谱仪。LC - MS 联用的关键是 LC 和 MS 之间的接口装置，接口装置的主要作用是去除溶剂并使样品离子化。

目前，几乎所有的 LC－MS 联用仪都使用大气压电离源作为接口装置和离子源。大气压电离源（API）包括电喷雾电离源（ESI）和大气压化学电离源（APCI）两种。二者之中电喷雾源应用最为广泛。无论选 ESI 或 APC1 模式，都是一次进样就可同时检测正离子、负离子。

3. 电感耦合等离子体发射光谱—质谱联用仪（ICP－MS）

这种联用仪是利用感应耦合等离子体作为离子源，产生的样品离子经质量分析器和检测器后得到质谱，它是 20 世纪 80 年代发展起来的新的分析测试技术。它用独特的接口技术将 ICP－MS 的高温（7 000 K）电离特性与四极杆质谱计的灵敏快速扫描的优点相结合，形成一种新型的元素和同位素分析技术，几乎可以分析上述所有元素。ICP－MS 技术的分析能力不仅可以取代传统的无机分析技术，如电感耦合等离子体光谱技术、石墨炉原子吸收进行定性、半定量、定量分析及同位素比值的准确测量等，还可以与其他技术如 HPLC、HPCE、GC 联用进行元素的形态、分布特性等的分析。与传统无机分析技术相比，ICP－MS 技术具有最低的检出限、最宽的动态线性范围，干扰最少，分析精密度高、速度快，可进行多元素同时测定以及可提供精确的同位素信息等分析特性。近年来这项技术迅速发展，目前在职业卫生检测领域正逐步得到应用和发展，可以用于职业卫生领域几乎所有元素的分析。

与 GC－MS、LC－MS 类似，ICP－MS 也是由离子源、分析器、检测器、真空系统和数据处理系统组成。仪器结构上，ICP－MS 由 ICP 焰炬（离子源）、接口装置和质谱仪（分析器、检测器、真空系统）三个部分组成。

五、样品定性检测技术

定性分析的主要任务是确定样品中物质（化合物）的组成，

只有确定物质的组成后，才能选择适当的分析方法进行定量分析。如果只是为了检测某种离子或元素是否存在，称为分别分析；如果需要经过一系列处理去除干扰以确定有哪些离子、元素、化合物存在，称为系统分析。在应对突发中毒事件的样品分析检测中，我们需要面对更为复杂的基质和更为多样化的样品，常需要综合应用多种分析手段进行更为准确的系统分析。

（一）质谱定性检测

质谱分析法是通过对被测样品离子的质荷比的测定来进行分析的一种方法。被分析的样品首先要离子化，然后利用不同离子在电场或磁场中的运动行为的不同，把离子按质荷比（m/z）分开而得到质谱，通过样品的质谱和相关信息，得到样品的定性、定量结果。质谱是纯物质鉴定最有力的工具之一，其中包括相对分子质量的测定、化学式的确定及结构鉴定等。

1. 相对分子质量测定

根据（准）分子离子峰的质荷比可确定相对分子质量，通常该峰位于质谱图最右边，但并非所有化合物都能够获得稳定的（准）分子离子峰，质谱图上质荷比最大的峰并不一定是（准）分子离子峰。判定化合物的（准）分子离子峰，主要基于以下原则：准确区分（准）分子离子峰与其加合物离子峰，特别在（准）分子离子峰相对较低而加合物离子峰较高时；分子离子峰应符合"氮律"，即在含 C、H、O、N 元素的化合物中，不含或含偶数个 N 的相对分子质量为偶数，含奇数个 N 的相对分子质量为奇数；分子离子峰与邻近峰的质量差是否合理，这是因为有机分子失去碎片的大小是有规律的，因此不可能出现 M－3、M－14、M－24 等峰；（准）分子离子峰的强度一般与碎裂能量呈负相关。

2. 化学式的确定

高分辨质谱仪可以分辨质荷比差距很小的分子离子或碎片离子，在测得并确定化合物的准确相对分子质量后，可在软件辅助下预测该化合物的化学式；而低分辨质谱仪通常通过同位素相对丰度法来确定分子的化学式。对于化合物 $C_w H_x N_y O_z$，其同位素离子峰（$M+1$）＋和（$M+2$）＋与分子离子峰的强度比，可以依据各元素的天然同位素丰度进行计算，而对于含有 Cl、Br、S 等同位素天然丰度较高的化合物，其同位素离子峰相对强度可由 $(a+b)_n$ 展开式计算，其中 a、b 分别为该元素轻重同位素的相对丰度，n 为分子中该元素的原子个数。

3. 结构鉴定

纯物质的结构鉴定是质谱最成功的应用领域，通过质谱参数的调整可获得不同碎裂的质谱图，找出（准）分子离子峰、碎片离子峰、亚稳离子峰、相对峰高等质谱信息，根据各类化合物的裂解规律，重组整个分子结构。采用与标准谱库对照的方法得到质谱图后，可以通过计算机检索未知化合物来进行定性。检索结果可以给出几个可能的化合物，并以匹配度大小顺序排列出这些化合物的名称、化学式、相对分子质量和结构式等，可以根据检索结果和其他的信息，对未知物进行定性分析。

（二）光谱定性检测

常用的光谱定性方法主要包括用于元素组成分析的原子吸收光谱法、原子发射光谱法、X 射线荧光光谱法等原子光谱法，用于有机分子结构解析的紫外—可见光谱法、红外光谱法、拉曼光谱法、荧光光谱法等分子光谱法。

光谱仪用于定性分析的方法有以下几种。

1. 原子光谱定性检测

原子光谱法一般用来确认物质中的元素组成，其主要的定性检测方法有如下。

（1）比较光谱分析法。

这种方法应用比较广泛，包括标准样品比较法和铁谱比较法。标准样品比较法一般适用于单项定性分析及有限分析；铁谱比较法不但可以做单项测定，对于做全分析也比较容易。

（2）谱线波长测量法。

光谱分析仪器利用谱线波长测量法进行定性分析是先测出某一谱线的波长，再根据波长查表确定存在的元素，这种方法在日常分析中很少使用，一般只是在编制谱图或者做仲裁分析时才用。

一般来讲，光谱分析仪器定性分析可以分析元素周期表上的70多个元素；但受到仪器和光源条件的限制，有些元素如卤族元素等则需要在特殊的条件下才能测定。

用光谱仪器做定性分析的样品可以是多种多样的，所以光谱定性采用的方法各不相同。对于易导电的金属样品，可以将样品本身作为电极直接用直流电弧或交流电弧光源分析。有时为了不损坏样品，也可以采用火花和激光显微光源分析。对于有机物一般先进行化学处理，使之转化成溶液后用溶液残渣法测定；也可以灼烧、灰化，将样品处理成均匀的粉末装在碳电极孔中，用直流电弧或交流电弧光源分析测定。

2. 分子光谱定性检测

分子光谱法在有机化合物分子的结构鉴别方面发挥着独特的作用，其主要的定性检测方法如下。

（1）紫外光谱法。

紫外光谱法与可见光谱法通常只用于分子中有共轭 π 键体系的分子结构测定，在定性分析中可依据在不同的波长处产生的吸收峰确定某个官能团的存在，来做出准确的结构判断，还应取标准样品的紫外光谱或标准的 Sadtler 紫外图进行比较。应注意紫外光谱给出的信息量较少，通常只作为其他定性方法的辅助手段。

（2）红外光谱法。

红外光谱法是分子光谱中提供分子结构信息最丰富、应用最广泛的方法。该方法适用的样品范围广，气体、液体、固体、混浊体等，纯样品或混合样品，有机物或无机物，均可进行红外测定并得出相应的结构信息。红外吸收峰的强度主要取决于分子中化学键的偶极矩变化大小，所得结果可在累积出版的 10 多万张 Sadtler 红外标准图库中检索，是有机化合物的结构解析中最有效的工具之一。但红外光谱对样品中的低含量组分不敏感，故红外光谱对结构解析样品的纯度一般要求达到 90％以上。

（3）拉曼光谱法。

拉曼光谱和红外光谱都是分子振动光谱，但红外光谱属于吸收光谱，而拉曼光谱则为散射光谱。拉曼光谱法的主要优点在于样品制备简单，水溶液样品对其干扰较小，且拉曼光谱能够提供 $50\sim4\,000\ \text{cm}^{-1}$ 的谱图，有利于提供重原子的振动信息。

（4）荧光光谱法。

荧光光谱法是利用某些物质受光照射时所发生的荧光的特性和强度，进行物质的定性分析或定量分析的方法。其在定性分析方面主要应用于鉴定有机络合物，根据样品的图谱和峰波长与已知样品进行比较，可以鉴别样品和标准样品是否为同一物质。对于复杂混合物中的同分异构体，室温下荧光光谱的波带太宽，难以鉴别，但如冷却至77 K的低温，利用低温荧光技术可获得高度分辨的荧光光谱，足以检测复杂混合物中的个别分子。

（三）联用技术

目前，最广泛应用的样品筛查方法是涵盖了分离与鉴定的联用技术，主要有气相色谱—质谱联用技术、气相色谱—傅里叶变换红外光谱联用技术、液相色谱—质谱联用技术等。通过将色谱的分离能力与质谱、红外光谱等化合物结构信息测定方式结合起来，结合强大的化合物质谱/光谱数据库，联合对样品进行分析鉴定，通过对数据进行快速处理和数据库检索可以迅速准确得到初步定性结果。从某种意义上讲，气相色谱—原子发射光谱仪等也是联用技术的一种，其对某些元素如含砷化合物的特异性响应，在实际中毒事件的样品检测中发挥着不可替代的作用。

综上所述，以联用技术为主，以针对特征性元素响应的特异性检测器为辅，通过色谱、光谱、质谱、核磁共振谱技术的综合应用，以有针对性的样品预处理技术做保障，可以最优化、最大限度地发挥分析仪器的效能，从中获得有用的信息，综合解析所获得的信息，实现对样品中目标化合物的筛查、鉴定和确证。

六、样品定量检测技术

（一）内标法

内标法是在样品中加入一定量的纯物质作为内标物来测定组分的含量。内标物应选用样品中不存在的纯物质，其色谱峰应位于待测组分色谱峰附近或几个待测组分色谱峰的中间，并与待测组分完全分离，内标物的加入量也应接近样品中待测组分的含量。具体做法是准确称取 m（g）样品，加入 m_s（g）内标物，根据样品和内标物的质量比及相应的峰面积之比，由下式计算待测组分的含量：

$$\frac{m_i}{m_s}=\frac{f_i \cdot A_i}{f_s \cdot A_s}=f_i \cdot \frac{A_i}{A_s}$$

$$w_i=\frac{m_i}{m_s}\times100\%=f_i \cdot \frac{A_i \cdot m_i}{A_s \cdot m}\times100\%$$

由于内标法中以内标物为基准，因此 $f_s=1$。

内标法的优点是定量准确。因为该法是用待测组分和内标物的峰面积的相对值进行计算，所以不要求严格控制进样量和操作条件，样品中含有不出峰的组分时也能使用；但每次分析都要准确称取或量取样品和内标物的量，比较费时。

为了减少称量和测定校正因素，可采用内标标准曲线法——简化内标法。方法是在一定实验条件下，待测组分的含量 m_i 与 A_i/A_s 成正比。先用待测组分的纯品配制一系列已知浓度的标准溶液，加入相同量的内标物；再将相同量的内标物加入同体积的待测样品溶液中，分别进样，测出 A_i/A_s，作 $A_i/A_s - m$ 或 A_i/A_s-C 图，由 A_i/A_s 即可从标准曲线上查得待测组分的含量。

稳定同位素稀释法则在色谱—质谱联用中具有极大的应用潜力，此法应用被分析物的稳定同位素化合物作为内标，优点是不需要色谱的完全分离，而是依据质量数分离被测元素或化合物，特别适合成分复杂、分离困难的样品定量分析，内标具有与被分析物完全相同的理化性质，极大提高了定量分析的准确性。

（二）外标法

外标法是取待测样品的纯物质配制成一系列不同浓度的标准溶液，分别取一定体积，进样分析。从色谱图上测出峰面积（或峰高），以峰面积（或峰高）对含量作图即为标准曲线。然后在相同的色谱操作条件下分析待测样品，由上述标准曲线查出待测组分的含量。

外标法是最常用的定量方法。其优点是操作简便，不需要测定校正因素，计算简单。结果的准确性主要取决于进样的重视性和色谱操作条件的稳定性。

七、样品检测过程的质量控制

为保证检测结果的准确性，应将应急检测纳入实验室的质量管理体系中，并制定相应的质量控制程序和文件。

在应急样品的检测方法选择上应优先选用标准方法，当无标准方法作为依据时，应对采用的检测方法的关键技术指标进行评估。关键技术指标包括方法的准确度、精密度、定量下限、检出限等。

在样品检测过程中应采取质量控制措施，质量控制措施包括试剂空白、样品空白、仪器空白、平行样、加标回收率、标准物质、阳性样品对照、阴性样品对照等，以保证检测结果的准确性。

第七节　现场检测结果的报告

中毒现场检测结果的报告要注意其结果的准确性与报告策略。

一、结果准确性的判断

要判断检测结果是否准确，首先要了解检测的目的，"应急检测"从名称上就已说明检测要求首先要快，这就决定了应急检测手段可能会存在某些问题。上文介绍的技术也说明了每种检测技术都存在一定的缺陷。我们要判断结果的可靠性必须非常了解所使用技术的优缺点，一般来说，气质联用仪原子光谱技术的检测结果具有较高的可信度，而其他技术大多会产生误报，这就需要结合多重检测结果来提高检测的准确性，如在执行任务时可以同时使用离子迁移谱仪和硫磷毒剂检测仪，以提高检测准确度。

二、检测结果报告方法

当获得现场检测结果后进行报告时应注意报告用词，在没有确切证据的情况下，一般不要使用确凿的语气和用词，避免造成不必要的恐慌。在实际操作中，一般检测人员只需要将结果报告至指挥部门即可，应减少个人对结果的判断（但可以建议）。指挥部门应综合全部信息进行判断、决定，以得出染毒类型、染毒程度、污染范围等，最后进行结果报告。

第四章　急性中毒现场急救

　　急性中毒的发病急骤，症状严重，变化迅速，因此对于中毒者的现场急救对挽救其生命极为重要。由于不同毒物具有不同毒性，对人体具有不同的危害性，在现场急救中也有不同要求。就中毒者而言，由于接触毒物的方式及其量的差异，在中毒表现方面也有所不同，另外对不同个体的急救处理也会有差别。据此，本章列出了 109 种毒物中毒者的现场急救处理方法，其内容包括毒物的理化特性、中毒特点、中毒者的病情判断、现场处理方法及其注意事项，以供参考。

第一节　急性中毒现场急救概述

一、处理原则

　　急性中毒的救治关键是早期处理，尤其是中毒现场的急救处理，其原则是终止毒物的毒作用和再吸收，维持患者生命体征。若同时发生大批人中毒，要按照不同中毒者病情的轻重缓急安排好抢救力量，现场抢救要做到不忙乱，处理有序。处理过程中应突出三个字，即"快""稳""准"。"快"即迅速，分秒必争；"稳"即沉着、镇静、胆大、果断；"准"即判断准确，采用的救治方法准确。

二、处理方法

(一) 了解中毒者的生命体征

人体的呼吸、体温、脉搏、血压为医学上所称的四大体征，是人体正常生理活动的基本表现，任何一项表现异常都可能说明人体的正常生命受到影响。尤其是在急性中毒现场，对中毒者的这四大体征的了解是抢救工作中的重要环节，也是参与抢救工作人员必备的知识和技术。

1. 体温

体温在人体口腔测定（5 min）的正常值为36.3～37.2 ℃，在腋下测定（10 min）的正常值为36～37 ℃，在肛门测定（3 min）的正常值为36.5～37.7 ℃。体温低于或高于这些正常值时均为异常，当体温升高达37.4～38 ℃为低热，38.1～39 ℃为中度发热，39.1～41 ℃为高热，41 ℃以上为超高热。

2. 脉搏

正常成人每分钟的脉搏次数是60～100次，老年人可慢至55～75次，节律均匀，强弱一致。脉搏的测定一般为检查者将右手食指、中指、无名指并齐按在患者手腕段的桡动脉处，压力大小以能感到清楚的动脉搏动为宜，数半分钟的脉搏数，再乘以2即得1 min脉搏次数。在紧急情况下，不便在桡动脉处测脉搏时，也可做颈动脉（位于气管与胸锁乳突肌之间）、肱动脉（位于臂内侧肱二头肌内侧沟处）、股动脉（大腿上端，腹股沟中点稍下方的一个强大的搏动点）的测定。

3. 呼吸

平静呼吸时，正常成人每分钟为16～20次，节律均匀，深浅一致。呼吸次数与脉搏次数的比例为1∶4。呼吸次数测定方法可观察被测者胸腹部的起伏次数，一吸一呼为一次呼吸；或用棉絮放在鼻孔处观察吹动的次数，数出1 min的棉絮摆动次数即每分钟呼吸的次数。

4. 血压

一般在被测者的上臂肱动脉处测定正常成人的收缩压为 12～18.7 kPa（90～140 mmHg），舒张压为 8～12 kPa（60～90 mmHg）。在 40 岁以后，收缩压可随年龄增长而升高。正常情况下，39 岁以下收缩压＜18.7 kPa（140 mmHg），40～49 岁收缩压＜20 kPa（150 mmHg），50～59 岁收缩压＜21 kPa（160 mmHg），60 岁以上收缩压＜22.6 kPa（170 mmHg）。

（二）现场中毒者的分类标记

处置群发性的急性中毒时，为了保证现场处置的有序进行，对所有中毒者须按中毒的严重程度进行分类处置，其原则是先危后重，再轻后小。要注意的是应边抢救边分类，做到快速、准确、无误。在某些特殊的中毒现场还需划定区域开展救治。

（三）立即终止毒物吸收

1. 吸入性中毒的处置

发生吸入性中毒，应立即将中毒者搬离中毒现场至空气新鲜的地方，解开中毒者衣领，以保持呼吸道的通畅，有条件者同时给其吸入氧气；若患者出现昏迷，应取出义牙，将舌头引出，以免造成呼吸阻塞。

2. 皮肤接触中毒的处置

发生皮肤接触中毒，应迅速将中毒者搬离中毒场地，脱去被污染的衣物，彻底清除和清洗皮肤、毛发等，常用流动清水或温水反复冲洗身体，清除附着的毒物。有条件者，可用 1％醋酸溶液或 1％～2％盐酸溶液、酸性果汁冲洗碱性毒物；用 1％～2％碳酸氢钠溶液或石灰水、小苏打水、肥皂水冲洗酸性毒物；注意若为敌百虫中毒，忌用碱性溶液冲洗。若是由皮下注射或肌肉注射引起的中毒，对中毒时间不长者，可在皮肤原针口处周围肌肉注射 1％肾上腺素 0.5mg 以延缓毒物吸收。

3. 毒物进入眼内的处置

若毒物进入眼内，迅速用 0.9% 的生理盐水或清水冲洗 5～10 min；酸性中毒用 2% 碳酸氢钠溶液冲洗，碱性中毒用 3% 硼酸溶液冲洗。然后可点 0.25% 氯霉素眼药水或 0.5% 金霉素眼药膏以防止感染。无药时，只用微温清水冲洗亦可。

4. 经口误服毒物的处置

对于已经明确属口服毒物的神志清醒患者，除有催吐禁忌证外，应立即采用催吐法去除患者体内未吸收的毒物。

（1）催吐法。

让患者取坐位，上身前倾并饮水约300～500 ml（普通的玻璃杯 1 杯），然后嘱患者弯腰低头，面部朝下，抢救者站在患者身旁，手心朝向患者面部，将中指伸到患者口中（有长指甲须剪短），用中指指腹向上钩按患者软腭（紧挨上牙的是硬腭，再往后就是柔软的软腭），按压软腭造成刺激导致患者呕吐。呕吐后再让患者饮水，然后再刺激患者软腭使其呕吐，如此反复操作，直到吐出的是清水为止。也可用羽毛、筷子、压舌板刺激或触摸咽部催吐。催吐可在发病现场进行，也可在送医院的途中进行，总之越早越好。有条件的还可服用 1% 硫酸锌溶液50～100 ml。必要时用阿扑吗啡（去水吗啡）5 mg进行皮下注射。

（2）催吐禁忌。

对以下四类情况，采用催吐法处置时要特别慎重：①口服强酸、强碱等腐蚀性毒物者；②已发生昏迷、抽搐、惊厥者；③患有严重的心脏病、食管胃底静脉曲张、胃溃疡、主动脉夹瘤者；④孕妇。

（3）洗胃。

对于清醒的中毒者，越快洗胃越好，但若患者有神志不清、惊厥抽动、休克、昏迷等症时忌用。洗胃只能在医生指导下进行，洗胃液体一般用清水；如条件允许，亦可用无强烈刺激性的化学液体破坏或中和胃中毒物。

（4）灌肠。

灌肠即清除中毒者肠内毒物，以阻断患者对毒物的再吸收。腐蚀性毒物中毒可灌入蛋清、稠米汤、淀粉糊、牛奶等，以保护胃肠黏膜，延缓毒物的吸收；口服炭末、白陶土也有吸附毒物的功能。

（四）排除已吸收进入体内的毒物

1. 利尿排毒

大量饮水、喝茶水都有利尿排毒作用；亦可每天口服呋塞米（速尿）20～40 mg。

2. 静脉注射排毒

用 5％的葡萄糖40～60 ml，加维生素 C 500 mg静脉滴注。

3. 换血排毒

常用于毒性极大的氰化物、砷化物的中毒，可将患者的血液换成同型健康人的血液。

4. 透析排毒

通过腹膜透析、结肠透析来清除体内毒物。

（五）解毒和对症急救

解毒和对症急救需在医院进行。

（六）给予患者生命支持

在医生到达之前或在送患者去医院途中，对已发生昏迷的中毒者，应维持其正确体位，防止窒息；对已发生心跳呼吸停止的中毒者，应立即实施心肺复苏等；并注意让患者保持镇静，可用镇静药物盐酸异丙嗪（非那根）25 mg、安定10 mg肌肉注射，给患者保暖以减少体内氧的消耗。

（七）中毒病例的转送

中毒病例的转送是保证中毒者得到进一步有效救治的关键，尤其是对心跳呼吸停止患者的转送更应谨慎。必须在现场先做心肺复苏即基础生命支持后再进行转送，切勿为了方便直接转送而贻误抢救时机。一般情况下，应坚持在现场不间断地进行心肺复苏，特殊条件下必须搬动中毒者时，中断操作最多不要超过30 min，中断时间越长，复苏成功的可能性越小，预后也越差。

当将中毒者搬上救护车运送时，患者身下也应放一块宽木板，保证心肺复苏有效地进行，即便到达医院后，抢救的专业人员未接手前仍应继续进行心肺复苏。

当患者心跳呼吸初步复苏后，病情极不稳定，尚可能随时复发恶化，故应趁患者情况好转之机，立即转送到附近医院进一步治疗，以进行复苏后处理。患者转送时需注意如下几点：

（1）转送前，要与有关医院取得联系，使该医院做好接诊与抢救的准备。

（2）转送患者，一般情况下应使患者为平卧位，务必保持其气道通畅。密切注意病情，及时发现神志、呼吸、脉搏等重要改变，最好记住其发生改变的时间。继续给氧和静脉输液，保持静脉通道的畅通，以备随时用药。

（3）防止疼痛和精神紧张可用安定5～10 ml进行肌注，必要时可用吗啡5～10 ml进行肌注，但患者出现呼吸衰竭或休克时应慎用。

（4）转送前患者如心率缓慢可给阿托品0.5～1 ml肌肉注射或静脉注射。如果心率超过每分钟100次，伴有心律不齐时可给予利多卡因50～100 ml肌注或缓慢静注。

（5）转送医院后，应与接诊的医护人员交代清楚患者发病时的情况及院外抢救用药经过。

第二节　刺激性气体急性中毒现场急救

本节将介绍11种刺激性气体中毒的现场急救方法。

一、氮氧化物

（一）理化特性

氮氧化物是氮和氧的化合物的总称，有 NO、NO_2、N_2O、N_2O_3、N_2O_4、N_2O_5 等，其毒性主要取决于二氧化氮的含量。这类毒物的水溶性差。

（二）中毒特点

氮氧化物主要作用于深部呼吸道，遇呼吸道中的水分或水蒸气可形成硝酸，对肺组织产生强烈的刺激与腐蚀作用。

（三）病情判断

1. 刺激反应者

有氮氧化物气体吸入者，临床表现为仅有一过性咳嗽、胸闷。X 线胸片检查无异常征象。

2. 轻度中毒者

氮氧化物轻度中毒者出现胸闷、咳嗽、咳痰等，可伴随轻度头晕、头痛、无力、心悸、恶心等症状，胸部有散在干啰音。X 线胸片显示有支气管炎或支气管周围炎征象。

3. 中度中毒者

氮氧化物中度中毒者有呼吸困难、胸部紧迫感、咳嗽加剧、咳痰或咯血丝痰，常伴有头晕、头痛、无力、心悸、恶心等症状。体征可有轻度发绀，两肺可闻干湿啰音。X 线胸片显示有化学性支气管肺炎、间质性肺水肿或局灶型肺泡肺水肿征象。

4. 重度中毒者

氮氧化物重度中毒者呼吸窘迫、咳嗽加剧，咳大量白色或粉红色泡沫样痰，明显发绀，两肺满布干湿啰音。X 线胸片显示有化学性肺泡性肺水肿征象。可并发气胸、纵隔及皮下气肿等，出现窒息或昏迷。

（四）现场处置

（1）迅速将中毒者搬离中毒现场至空气新鲜处，让其静卧、保暖、立即吸氧，保持呼吸道通畅。

（2）对密切接触者需严密观察 24～72 h，注意病情变化。

（3）防止中毒者出现化学性肺水肿，可早期、足量、短程应用糖皮质激素及消泡剂二甲硅油。

二、氯化苦

（一）理化特性

氯化苦（CCl_3NO_2）又称三氯硝基甲烷，为无色油状液体，易挥发，有特殊辛辣气味。毒性中等，介于氯气和光气之间。

（二）中毒特点

人体可经呼吸、皮肤、眼吸收氯化苦。该毒物具有强烈的催泪和刺激作用，发病迅速，严重者出现中毒性肺炎和肺水肿。中毒多为吸入其蒸气所致。

（三）病情判断

1. 轻症者

氯化苦中毒轻症者可有眼刺激（疼痛、畏光、流泪、眼睑痉挛）、喷嚏、喉头发痒及干咳症状，一般 3～5 d后可恢复。吸入浓度稍高时，还可出现头痛、头晕、恶心、呕吐、腹痛、腹泻、呼吸困难、胸闷、心悸及角膜炎和虹膜炎。

2. 重症者

氯化苦中毒重症者可出现两肺广泛的干湿啰音，发生化学性肺炎、肺水肿，可出现视网膜充血而引起视力减退。

（四）现场处置

（1）立即将中毒者搬离中毒现场至空气新鲜处，必要时给予吸氧。

（2）对皮肤、眼部受污染者需用大量清水彻底冲洗。

（3）氯化苦中毒无特殊解毒剂，按光气、氯气急性中毒处理。

（4）对有眼部损伤者，按化学性眼灼伤处理。

三、氨气

（一）理化特性

氨（NH_3）为无色气体，具有强烈的辛辣刺激性气味。

（二）中毒特点

氨气对皮肤黏膜和呼吸道有刺激和腐蚀作用，可致急性呼吸系统损害，可伴有眼和皮肤灼伤。空气中氨气浓度达 $500\sim700$ mg/m^3 时，可发生呼吸道严重中毒症状；当达到 $3\,500\sim7\,500$ mg/m^3 时，可导致"闪电式"死亡。

（三）病情判断

1. 刺激反应者

氨气刺激反应者有一过性的眼和上呼吸道刺激症状，如流泪、流涕、呛咳等，肺部无阳性体征。

2. 轻度中毒者

氨气轻度中毒者有明显的眼和上呼吸道刺激症状和体征，肺部有干啰音，X 线胸片表现符合支气管炎或支气管周围炎。

3. 中度中毒者

氨气中度中毒者出现声音嘶哑、咳嗽剧烈、呼吸困难，肺部有干湿啰音或 X 线胸片表现符合肺炎或间质性肺水肿。

4. 重度中毒者

氨气重度中毒者在中度中毒症状基础上咳大量粉红色泡沫样痰，出现气急、胸闷、心悸、呼吸窘迫，发绀明显，两肺满布干湿啰音。X 线胸片征象符合严重化学性肺炎或肺泡性肺水肿，或有明显的喉水肿，或支气管黏膜坏死脱落造成窒息，或并发气胸、纵隔气肿。

5. 皮肤损害者

皮肤接触氨可引起皮肤红肿、水疱、糜烂、角膜炎等。

（四）现场处置

（1）迅速将中毒者搬离中毒现场至空气新鲜处，脱去被氨污染的衣服，眼、皮肤有烧伤时可用清水或 2％硼酸溶液彻底冲洗，眼部点抗生素眼药水。

（2）保持中毒者呼吸道通畅，给予吸氧。

（3）积极防治中毒性肺水肿和急性呼吸窘迫综合征，早期、足量、短程应用糖皮质激素及超声雾化吸入。

（4）氨腐蚀性强，中毒后呼吸道黏膜受损较重，病情反复。对由气道黏膜脱落引起的窒息或自发性气胸，应做好应急处理准备，如环甲膜穿刺或气管切开及胸腔穿刺排气等。

（5）重度氨中毒易并发肺部感染，应加强消毒隔离，及早并较长时间应用抗生素。

（五）注意事项

（1）有明显的氨吸入者，应密切医学观察24～48 h。

（2）吸入高浓度氨，经现场抢救后，仍呼吸困难，肺部啰音未能缓解者，应在严密抢救监护下转送专业医疗单位治疗。

（3）吸入高浓度氨后，还应注意防止喉水肿及上呼吸道黏膜坏死脱落而堵塞气道。

四、臭氧

（一）理化特性

臭氧（O_3）在空气中含量极微。为无色气体，有特殊气味。化学性质不稳定，可放出新生态氧。

（二）中毒特点

具有强氧化能力，对黏膜有损伤作用，但没有氯、氨对黏膜的损伤剧烈、迅速，但亦可引起支气管炎和肺水肿。

（三）病情判断

1. 低浓度吸入者

低浓度臭氧吸入者表现为口腔、咽喉干燥，胸骨下紧束感，咳嗽、咳黏液痰。X 线胸片可显示有化学性支气管炎。

2. 高浓度吸入者

高浓度臭氧吸入者表现为气急、胸闷，咳白色或粉红色泡沫样痰。X 线胸片可显示有化学性肺炎或肺水肿。

（四）现场处置

（1）迅速将中毒者搬离中毒现场至空气新鲜处。

（2）中毒者保持镇静，卧床休息，减少氧耗。

（3）积极防止中毒者出现中毒性肺水肿，早期应给予足量、短程的糖皮质激素治疗。

五、溴

（一）理化特性

溴（Br_2）为暗棕色发烟液体，在空气中会形成溴化氢。

（二）中毒特点

溴对呼吸道黏膜具有强烈的刺激性和腐蚀性，对组织损伤较氯明显。溴可经呼吸道、消化道和皮肤吸收中毒。皮肤接触后可致灼伤，甚至出现溃疡、皮炎。

（三）病情判断

接触溴蒸气后可出现眼和呼吸道刺激症状。

1. 轻症者

溴中毒轻症者可有结膜充血、流泪、胸闷、咳嗽、黏液分泌增多、易出鼻血，伴有头昏、头痛、恶心、周身不适等中枢神经系统症状。肺部有少量干啰音或哮鸣音。X 线胸片显示有支气管炎、支气管周围炎。

2. 重症者

溴中毒重症者可有发绀、声音嘶哑、呼吸困难、心率增快、肺部有干湿啰音或咳大量白色或粉红色泡沫样痰。可伴发喉水肿，可有声带痉挛导致窒息。病情严重时，可出现虚脱或休克，或发生急性呼吸窘迫综合征（ARDS）。X线胸片显示有化学性肺炎或肺水肿。

3. 皮肤损害者

溴可引起各种皮肤皮疹，如红斑、丘疹、荨麻疹、脓疱疹等。高浓度溴液接触者可造成皮肤灼伤。

（四）现场处置

（1）迅速将中毒者移离中毒现场，置于空气新鲜处，脱去受污染衣服，皮肤或眼睛受污染者可用大量流动清水冲洗。

（2）保持中毒者呼吸道通畅。使其吸氧、保暖、静卧。

（3）对高浓度吸入者，应立即给予50％葡萄糖溶液40 ml加地塞米松10 mg静脉推注，以防止肺水肿。

（4）对出现喉水肿并引起窒息者，立即行环甲膜穿刺术，方法是：使患者颈后仰，先用2％普鲁卡因局部麻醉，在环状软骨与甲状软骨间的环甲膜正中线穿刺，必要时可用5％碳酸氢钠溶液徐徐注入。施行心肺复苏术，直至送达医院。

六、硫酸二甲酯

（一）理化特性

硫酸二甲酯 $[(CH_3)_2SO_4]$ 为无色、有葱头气味的油状液体。

（二）中毒特点

硫酸二甲酯主要经呼吸道吸入，也可经皮肤及消化道吸收。由呼吸道吸入后，附着于湿润的呼吸道黏膜上水解成甲醇和硫酸，产生强烈的刺激和腐蚀作用。经若干小时的潜伏期，重者发生化学性肺水肿。皮肤接触可造成灼伤，其特征是数小时内疼痛剧烈，

12 h后水疱明显增多。急性硫酸二甲酯中毒常经过6～8 h的潜伏期后迅速发病，潜伏期越短症状越重。极高浓度吸入可在几分钟内引起窒息。以对眼、呼吸道、皮肤的损害为主，常伴有头晕、头痛、烦躁、体温稍有升高等症状。

（三）病情判断

1. 眼部损害

（1）轻症者：仅有眼结膜刺激症状。

（2）重症者：经潜伏期后出现眼痛、畏光、流泪，眼内有异物感，并有眼睑水肿和痉挛，视物不清，结膜充血，即时或数小时后角膜上皮脱落。

2. 呼吸系统损害

（1）轻症者：以呼吸道黏膜刺激症状为主，有流涕、咽部烧灼感及声音嘶哑等症状，检查可见咽喉、会厌溃裂及声带充血肿胀等。

（2）重症者：经潜伏期后出现呼吸困难、胸部紧束感、喉头水肿和中毒性肺水肿，气管可有大片黏膜坏死、脱落，引起窒息。

3. 皮肤损害者

皮肤接触硫酸二甲酯可引起化学性灼伤、红肿、点状出血，初时呈红斑，2～10 h后出现淡黄色透亮小疱或大疱。

4. 口服中毒者

吞服硫酸二甲酯后，立即引起咽喉烧灼性疼痛和胃肠道症状，随后出现呼吸困难、喉水肿、肺水肿及肝、肾的损害。

（四）现场处置

（1）迅速将患者移离中毒现场，给其更换衣服，镇静保暖。对刺激反应者需密切观察24～48 h，注意中毒者的体温、呼吸、脉搏及血压变化。

（2）保持中毒者呼吸道通畅，及时吸氧，必要时可采用面罩加压给氧或做气管切开。

（3）对皮肤被污染者立即用大量清水冲洗，然后用5％碳酸氢钠溶液洗涤或湿敷24 h。眼睛被污染者用大量流动清水或生理盐水冲洗，再按皮肤、眼灼伤处理。

（4）注意早期防治中毒者发生肺水肿和喉水肿。

七、二氧化硫

（一）理化特性

二氧化硫（SO_2）又名亚硫酸酐，为无色气体，有刺激性气味，可溶于水。

（二）中毒特点

二氧化硫中毒可在眼、鼻及上呼吸道黏膜处水解成亚硫酸，对局部有强烈的刺激作用。大量吸入可引起化学性肺炎或化学性肺水肿。

（三）病情判断

1. 轻症者

吸入二氧化硫后轻症者很快出现眼和呼吸道的刺激症状，有流泪、流涕、呛咳等，或闻及干啰音。X线胸片显示支气管炎或支气管周围炎。

2. 重症者

重症者出现咳嗽剧烈、呼吸困难，咳粉红色泡沫样痰，气急、胸闷、心悸、呼吸窘迫，发绀明显，两肺满布干湿啰音。X线胸片显示化学性肺炎或肺水肿，吸入极高浓度二氧化硫时可立即出现喉痉挛、水肿而致窒息。

3. 皮肤与眼损害者

二氧化硫液体或气溶胶与皮肤接触或溅入眼内可引起皮肤灼伤和眼损害。

（四）现场处置

（1）让中毒者迅速离开中毒现场至空气新鲜处，给其吸氧等。

有明显刺激反应者，即使无客观体征也应观察48 h。

（2）用大量清水冲洗中毒者的皮肤或用3%碳酸氢钠溶液冲洗眼部和漱口，以中和亚硫酸及硫酸。

（3）对液体二氧化硫溅入眼内者，必须迅速以大量生理盐水或清水冲洗，再滴入地塞米松和抗生素液，或涂可的松、金霉素眼膏。

（五）注意事项

三氧化硫及硫酸雾的临床特征和处理原则同二氧化硫。

八、氯气

（一）理化特性

氯（Cl_2）为黄绿色，具有强烈刺激性的气体。氯气在高温下与一氧化碳作用生成光气，遇水迅速生成次氯酸、盐酸和新生态氧。

（二）中毒特点

氯气主要经呼吸道吸入，对局部黏膜有强烈的刺激和氧化作用，可引起急性呼吸系统损害。

（三）病情判断

1. 刺激反应者

这类中毒者仅表现为一过性的眼及上呼吸道黏膜刺激症状，肺部无阳性体征或偶有少量干啰音，X线胸片无异常。

2. 轻度中毒者

轻度中毒者有咳嗽、少量咳痰、胸闷等；双肺有散在干啰音、湿啰音或哮鸣音，X线胸片符合支气管炎或支气管周围炎征象。

3. 中度中毒者

中度中毒者在轻度中毒的基础上症状加重，可有轻度发绀，双肺有干啰音或湿啰音或双肺弥漫性哮鸣音。X线胸片显示支气管肺炎、间质性肺水肿或局限性肺泡性肺水肿。

4. 重度中毒者

重度中毒者症状较前者加重，咳大量白色或粉红色泡沫样痰，呼吸困难，胸部有紧束感，明显发绀，双肺有弥漫性湿啰音；有的出现严重窒息，中度、深度昏迷；可伴发气胸、纵隔气肿等。X线胸片显示弥漫性肺泡性肺水肿或中央性肺泡性肺水肿。

（四）现场处置

（1）立即将中毒者移离中毒现场，转移至空气新鲜处，使其保持安静及保暖。

（2）具有刺激反应性中毒者应卧床休息，避免活动后病情加重，观察12 h以上。

（3）早期给氧，及时给支气管解痉剂及镇咳、镇静剂。

（4）积极防治中毒性肺水肿，早期、足量、短程应用糖皮质激素。

（5）咳泡沫样痰者，宜气雾吸入二甲硅油（消泡剂）。

（五）注意事项

中毒者抢救过程中禁用吗啡。

九、光气

（一）理化特性

光气（$COCl_2$）又名碳酰氯，具有霉干草样气味。

（二）中毒特点

光气属高毒类气体，毒性较氯气大 10 倍。经呼吸道吸入后，可引起以急性呼吸系统损害为主的全身性疾病，其临床特点是接触当时刺激症状较轻，发病前经一定潜伏期，易发生肺水肿；高浓度吸入可反射性引起支气管痉挛、窒息而死。

（三）病情判断

1. 刺激反应者

刺激反应者出现一过性的眼及上呼吸道黏膜刺激症状。肺部无阳性体征。X线胸片无异常改变。

2. 轻度中毒者

轻度中毒者有咳嗽、气短、胸闷或胸痛，肺部可有散在性干啰音。X线胸片符合急性支气管炎或支气管周围炎表现。

3. 中度中毒者

除上述症状加重外，中度中毒者有呛咳，咳少量痰（可有血痰），可有痰中带血伴轻度发绀，肺部出现干啰音、湿啰音或两肺呼吸音减低。X线胸片符合急性支气管肺炎或间质性肺水肿表现。

4. 重度中毒者

重度中毒者出现明显呼吸困难，频繁咳嗽、发绀，咳白色或粉红色泡沫样痰，两肺有广泛湿啰音。X线胸片符合肺泡性肺水肿表现。或发生窒息，或并发气胸、纵隔气肿，或伴有严重心肌损害，或出现休克、昏迷。

（四）现场处置

（1）迅速将中毒者移离中毒现场至空气新鲜处。脱去受污染衣服，用清水彻底冲洗受液态光气污染的皮肤。

（2）对有刺激反应者应密切观察24～48 h，应绝对卧床。

（3）合理给中毒者吸氧，保持其呼吸道通畅，给予支气管解痉剂等。

（4）注意防治化学性肺水肿，早期、足量、短程应用糖皮质激素及消泡剂二甲硅油。

十、碘

（一）理化特性

碘（I_2）呈紫色片状结晶，为强氧化剂，与乙炔、氨等相遇可引起爆炸，碘易升华。

（二）中毒特点

碘蒸气对皮肤黏膜有明显刺激性和腐蚀性。可引起皮肤灼伤和结膜炎、鼻炎、支气管炎，严重者致肺水肿，并有致敏作用，导致血管神经性水肿，重者可发生喉水肿，哮喘样发作或休克。

（三）现场处置

（1）将中毒者迅速移离中毒现场至空气新鲜处。

（2）有皮肤沾染者，应用大量流动清水冲洗 20～30 min。

（3）积极防治中毒者发生肺水肿。

（4）对中毒者给予硫代硫酸钠 0.64～1.2 g溶于10 ml生理盐水中静脉注射。

（5）对发生过敏性休克者，立即肌肉注射肾上腺素 0.5～1 ml 及静注地塞米松5 mg，给其吸氧，注意维持血压。

十一、氟化氢与氢氟酸

（一）理化特性

氟化氢（HF）为无色气体，溶于水为氢氟酸，具有强烈的腐蚀性。

（二）中毒特点

严重的急性危害，多见于氢氟酸皮肤灼伤和氟化氢烟雾吸入引起的呼吸道损伤，黏膜坏死脱落、溃疡和中毒性肺水肿。

（三）病情判断

1. 吸入性中毒者

吸入氟化氢后可产生呼吸道黏膜刺激征，伴有流泪、流涕、喷嚏、鼻塞及鼻、喉、胸骨后灼烧感，呛咳、声音嘶哑。严重者还可出现反射性窒息和中毒性肺水肿。

2. 皮肤接触中毒者

皮肤接触氢氟酸，可致皮肤损害。经皮肤吸收可引起氟中毒，表现为低血钙症状如抽搐、心律失常及心电图 Q-T 间期延长等。严重者可因心室颤动而死亡。

3. 头面部接触者

头面部接触氢氟酸，可致头面部灼伤，还常合并有呼吸道损伤和眼损伤。

（四）现场处置

（1）将中毒者迅速移离中毒现场至空气新鲜处。

（2）对有皮肤污染时，用大量流动清水冲洗 20～30 min。

（3）有呼吸道吸入性损伤时，应早期、足量、短程使用糖皮质激素。

（4）给中毒者及时补充钙剂，以防止低血钙。紧急情况下可用 10％葡萄糖酸钙溶液或氯化钙溶液 10～20 ml 加入 25％葡萄糖溶液 40～60 ml 做静脉缓慢推注。

第三节　窒息性气体急性中毒现场急救

本节将介绍 5 种窒息性气体中毒的现场急救方法。

一、硫化氢

（一）理化特性

硫化氢（H_2S）系无色具臭蛋味的气体。广泛存在于石油、化工、皮革、造纸等行业中。废气、粪池、污水沟、隧道、垃圾池中，均有各种有机物腐烂分解产生的大量硫化氢。

（二）中毒特点

吸入浓度达 300 mg/（m^3·h），呼吸道、眼睛即产生刺激症状。2～3 h 内吸入量达 1 000 mg 时，可发生"闪电式"死亡。一般来说，低浓度吸入时黏膜及呼吸道刺激作用明显，高浓度吸入时神经系统的症状明显。

（三）病情判断

接触硫化氢后，会出现以下症状：头痛剧烈、头晕、烦躁、谵妄、疲惫、昏迷、抽搐、咳嗽、胸痛、胸闷、咽喉疼痛、气急，甚至出现肺水肿、肺炎、喉头痉挛以至窒息，有结膜充血、水肿、怕光、流泪，进而导致血压下降、心律失常等。

（四）现场处置

（1）迅速将中毒者移离中毒现场至空气新鲜处，立即给其吸氧并保持其呼吸道通畅。

（2）呼吸抑制时给予呼吸兴奋剂，心跳及呼吸停止者，应立即施行人工呼吸和体外心脏按压术，直至送到医院。切忌口对口进行人工呼吸，宜采用胸廓挤压式人工呼吸。

（3）用鼻导管或面罩持续对中毒者给氧，中度、重度中毒者给予高压氧治疗。

（4）对中毒者眼部用生理盐水或2％碳酸氢钠溶液冲洗，出现化学性炎症则到眼科进行治疗。

（5）对症处理。

（6）对严重者应迅速送往医院抢救。

二、一氧化碳

（一）理化特性

一氧化碳（CO）为无色、无臭、无刺激的气体。

（二）中毒特点

一氧化碳能迅速通过肺泡进入血液循环与血红蛋白结合形成碳氧血红蛋白（COHb），严重阻碍血液携氧及其解离，导致全身组织缺氧。一氧化碳浓度较高时，可与体内还原型细胞色素氧化酶的二价铁结合，直接抑制组织细胞的呼吸，造成细胞内窒息。中枢神经系统对缺氧最为敏感，一氧化碳对人体的急性毒作用以中枢神经系统症状为主。

（三）病情判断

1. 接触反应者

接触反应者出现头痛、头昏、心悸、恶心等症状，吸入新鲜空气后症状可消失。

2. 轻度中毒者

轻度中毒者出现剧烈的头痛、头昏、恶心、呕吐、眼花、心悸、四肢无力等，有轻度（意识模糊、嗜睡、蒙眬状态）至中度（谵妄状态）意识障碍，但未昏迷。

3. 中度中毒者

除有上述症状外，中度中毒者意识障碍表现为浅昏迷至中度昏迷，并可出现抽搐、大小便失禁或潴留。

4. 重度中毒者

重度中毒多为一氧化碳高浓度吸入，接触时间长，中毒者意识障碍程度达到深昏迷或去大脑皮层状态，或呈中度昏迷持续4 h以上者。

（四）现场处置

（1）采取通风措施后，速将中毒者移离中毒现场至空气新鲜处静卧保暖，松开衣领，保持呼吸道通畅，密切观察意识状态。

（2）对于轻度中毒者，可给氧及对症治疗。

（3）中度或重度中毒者应积极纠正脑缺氧，立即给予常压面罩吸氧，尽可能给予高压氧治疗。呼吸停止者立即施行人工呼吸。

（4）如有呕吐应使中毒者头偏向一侧，并及时清理口鼻内的分泌物。

（5）有气道阻塞、高度呼吸困难者应施行气管插管或气管切开。

（6）尽快送医院抢救。

三、二氧化碳

（一）理化特性

二氧化碳（CO_2）是无色气体，高浓度时略带酸味。

（二）中毒特点

二氧化碳低浓度时对呼吸中枢有刺激兴奋作用，呼吸加深加快，通气量相应增加。但高浓度（超过 10％）时，通气量反而下降，呈呼吸中枢抑制状态，甚至丧失知觉和造成死亡。体内二氧化碳潴留可使周围血管扩张，内脏血管收缩，回心血量增多，心率加快，血压下降，脑血管扩张，脑血流淤滞，引起颅内压升高。急性中毒多因患者进入不通风的谷物、水果、蔬菜等储藏地窖和仓库、发酵场所、长期不开放的矿井或下水道等引起。这类环境中常伴有氧浓度过低［＜16％（体积）］，故急性二氧化碳中毒可能与缺氧协同致病。

（三）病情判断

1. 轻度中毒者

二氧化碳轻度中毒者仅表现为头痛、头昏、耳鸣、气急、胸闷、乏力、易兴奋等症状。

2. 重度中毒者

重度中毒者可有昏迷、反射消失、瞳孔散大或缩小、肌肉痉挛性抽搐、大小便失禁、呼吸困难、呕吐、高热等脑水肿表现。极高浓度吸入可引起反射性呼吸骤停而发生死亡。

（四）现场处置

（1）迅速将中毒者移离中毒现场至空气新鲜处。

（2）保持其呼吸道通畅，尽快给其吸入氧气。

（3）呼吸和心搏骤停者，应立即施行人工呼吸和体外心脏按压术，直至送到医院抢救为止。

（4）切忌皮肤、眼睛直接接触固态和液态的二氧化碳，避免造成严重冻伤。

四、甲烷

（一）理化特性

甲烷（CH_4）俗称沼气，为无色无臭气体，易燃、易爆。在极高浓度时为单纯性窒息剂。

（二）中毒特点

甲烷对人体基本无毒，但因其无色无臭，即使高浓度吸入，亦常不能察觉，直至中毒。当空气中甲烷达 25％～30％（体积）时，人即出现窒息前症状。更高浓度时，可因空气被置换而发生脑缺氧性昏厥、昏迷，甚至窒息性死亡。

（三）病情判断

1. 轻度中毒者

轻度中毒者可有头痛、头晕、乏力，注意力不集中，精细动作失灵等一系列神经系统症状，呼吸新鲜空气后症状可迅速消失。

2. 重度中毒者

在甲烷浓度极高时，中毒者可迅速出现呼吸困难、心悸、胸闷，出现"闪电式"昏厥，很快昏迷，若抢救不及时常致猝死。

3. 皮肤接触者

偶见皮肤接触含甲烷液化气，可引起皮肤局部冻伤。

（四）现场处置

（1）立即将中毒者移至空气新鲜处，解开上衣，注意保暖。

（2）对中毒者给氧吸入（间歇性给氧）；有呼吸及心跳停止者，应立即给予心肺复苏。

（3）对重度中毒者注意防治脑水肿。

（4）忌用吗啡等抑制呼吸中枢的药物。

五、氰化物

（一）理化特性

氰化物指含氰基（—CN）的具有苦杏仁味的全身中毒性毒物，常见的无机氰化物有氢氰酸、氰化钾、氰化钠和氯化氰。氰化物受热、受潮或遇酸分解出氰化氢气体。

（二）中毒特点

氰化物蒸气、粉尘可经呼吸道吸入，液态氰化物和高浓度蒸气可经皮肤吸收，消化道摄入较少见。氰化物侵入人体后，在体内游离出的氰离子可与细胞线粒体内的细胞色素氧化酶结合，抑制生物氧化酶的活性，使细胞不能利用氧而引起内窒息，导致中枢神经系统缺氧的一系列症状，若不及时抢救可因呼吸抑制而死亡。

（三）病情判断

中毒者有明确的氰化物接触史，呼出气有苦杏仁气味。

1. 中枢神经系统症状

早期有乏力、头痛、头晕症状，接着出现恐怖感，神志模糊；后出现强直性或阵发性抽搐，意识丧失，大小便失禁，瞳孔先缩小后散大，眼球突出，呼吸中枢麻痹直至死亡。

2. 呼吸系统症状

早期有胸闷，呼吸道黏膜有轻度刺激症状，呼吸加快；接着呼吸急促，随后呼吸不规则，呼吸衰竭，甚至呼吸停止。

3. 循环系统症状

早期唇部黏膜略呈樱红色，脉搏加快，血压增高；接着皮肤黏膜呈樱红色或略呈苍白，汗多，出现心悸、脉搏细弱，血压下降；而后皮肤黏膜苍白或出现发绀，皮肤湿冷，血压下降，心跳减慢，一段时间后心跳停止。

4. 消化系统症状

早期有上腹部不适，偶有恶心；接着上腹闷痛，恶心、呕吐。

如系口服中毒，还可出现口苦、口腔和咽喉麻木、流涎等症状。

5. 皮肤接触症状

可引起红斑、丘疹、疱疹、皮炎，极痒。高浓度氢氰酸还可引起皮肤灼伤。

值得注意的是，上述各系统的临床表现变化，往往由于病情进展快而不易区分，同时个体间也有一定差异。

（四）现场处置

（1）迅速将中毒者转移至非污染区，脱去受污染衣服，彻底用流动清水冲洗皮肤。如溅入眼睑内，应迅速用清水或0.5%硫代硫酸钠溶液冲洗。

（2）立即给中毒者吸氧和解毒剂，将亚硝酸异戊酯1～2支放置在手帕或纱布内压碎，置于患者鼻孔处吸入15～30 s；如未缓解，间隔3～5 min再吸入1～2支，总量5～6支。或用10%4-二甲氨基苯酚2 ml做肌肉注射，随即应用25%～50%硫代硫酸钠溶液10～20 ml做静脉推注。

（3）对呼吸停止者立即施行人工呼吸，对心跳停止者进行体外按压。切忌口对口进行人工呼吸，宜采用胸廓挤压式人工呼吸。

（4）速送医院抗毒治疗和对症处置。

（5）对病情严重者，有条件的可使用高压氧治疗。

第四节　金属、非金属及其化合物急性中毒现场急救

本节将介绍13种金属、非金属及其化合物中毒的现场急救方法。

一、铅及其化合物

（一）理化特性

铅（Pb）为一种质地较软，具有易锻性的蓝灰色金属；加热

至400～500 ℃时即有大量铅蒸气逸出，在空气中氧化成氧化亚铅，并凝集为铅烟。随着熔铅温度升高，还可逐步生成氧化铅（密陀僧）、三氧化二铅（黄丹）、四氧化三铅（红丹）。所有铅氧化物都以粉末状态存在，并易溶于酸。

（二）中毒特点

铅及其无机化合物都有相似毒性，主要以粉尘或烟雾形态经呼吸道吸收，引起慢性铅中毒。铅加热到 400 ～500 ℃时，会产生大量铅烟蒸气、粉尘，可经呼吸道或消化道吸收而中毒。一般口服5 mg/kg体重即可中毒。以下三种情况，可引起亚急性铅中毒或慢性铅中毒的急性发作，主要表现为急性铅绞痛：①口服含铅中药以治疗癫痫或自行堕胎等；②大量吸入超过国家允许浓度1 000倍的铅的烟尘、蒸气或直径很细小的铅及其化合物的粉尘；③大量接触铅已有多年，体内骨骼中储存了大量的铅（正磷酸铅），因酗酒、发热、酸中毒等，骨骼中的正磷酸铅转为可溶性磷酸氢铅释放到体液及软组织中而引起急性发作。

（三）病情判断

1. 轻度中毒者

轻度铅中毒者口内有金属味，全身无力、肌肉关节酸痛、食欲减退、恶心、呕吐，肝脏肿大及有压痛，急性阵发性腹绞痛（用手按压腹痛部位绞痛可减轻）、顽固性便秘、头痛、血压升高等。

2. 重度中毒者

重度铅中毒者出现溶血性贫血、黄疸及铅麻痹；危重者出现铅毒性脑病，表现有严重头痛，手、眼睑及舌震颤，惊厥、昏迷及循环系统衰竭。

（四）现场处置

（1）让中毒者脱离中毒环境，终止毒物进入机体。

（2）对于口服不久者应先进行催吐，用清水或1%硫酸钠溶液洗胃，可服牛奶或蛋清，并导泻。

（3）迅速送医院进行驱铅与对症治疗。

二、汞及其化合物

（一）理化特性

汞（Hg）即水银，是一种银白色液态金属，极易挥发，温度越高，挥发越快、越多。易溶于稀硝酸，可溶于类脂质。汞化合物分为无机汞和有机汞两大类。常用的无机汞有雷汞、硝酸汞、砷酸汞、氰化汞、氯化汞（升汞）；常用的有机汞有氯化乙基汞、醋酸苯汞、磷酸乙基汞、磺胺苯汞。

（二）中毒特点

汞及其化合物引起的中毒，主要是从呼吸道吸入大量的金属汞蒸气或汞化合物气溶胶与粉尘，其通过肺泡膜后溶于血液类脂质，或与血液中血浆蛋白或血红蛋白结合，干扰细胞的正常代谢，造成细胞损害，引起中毒。

（三）病情判断

短期吸入高浓度汞及其化合物蒸气者，发病较急，有头晕、头痛、震颤、乏力、低热等全身症状和咳嗽、咳痰、胸闷、胸痛、气促等呼吸道刺激症状；有明显的口腔炎及牙周炎，如牙龈红肿、酸痛、糜烂出血，牙齿松动；有眼袋积脓，流涎带有腥臭味，恶心、呕吐、腹痛、腹泻呈水样便或大便带血。部分患者起病1～3 d后皮肤出现红色斑丘疹，以头面部及四肢为多，有融合倾向，可溃破糜烂。

重症者可发生急性间质性肺炎。误服中毒者可发生急性腐蚀性胃肠炎及坏死性肾病。

1. 汞烟尘热

大量吸入因高温而弥散到空气中的汞烟尘，引起类似"铸造热"或"烟尘热"的寒战、发热等，可在几小时内退热。

2. 汞毒性化学性肺炎

大量吸入因高温而弥散到空气中的汞烟尘，引起化学性肺炎，有发热、咳嗽等症状。X线胸片显示部分肺野模糊阴影。

3. 急性汞毒性肾病

此症主要见于误服升汞等水溶性很高的药物，皮肤大量接触热的含汞液体而致灼伤时也可发生。先出现明显的消化道症状如恶心、呕吐，继而出现少尿、无尿、蛋白尿、血液中尿素氮明显升高等中毒性肾病表现。

4. 急性汞毒性皮肤损害

此症见于皮肤直接接触汞及其化合物的患者，接触处出现丘疹样红肿或斑片状红肿。

5. 金属汞进入体内

一般为咬碎体温表、误服金属汞或将金属汞注入静脉所致。金属汞小滴的表面面积与汞蒸气或烟尘相比极为有限，一般不会引起明显的汞中毒征象，但X线胸线可显示金属汞小滴存在的部位及数量。

（四）现场处置

（1）将中毒者迅速移离中毒现场至新鲜空气处。

（2）有条件的给予中毒者吸氧。

（3）迅速将中毒者送医院进行驱汞治疗。

（4）对症治疗。

①急性肾衰竭，按急性肾衰竭处理。

②皮肤损害处理，用3%～5%硫代硫酸钠溶液湿敷。

③眼部损害处理，用2%硼酸溶液冲洗。

④口腔炎，用清水或3%过氧化氢溶液、盐水或0.1%醋酸溶液或氯己定溶液（洗必泰溶液）漱口，保持口腔清洁。

⑤神经衰弱综合征，可选用安定、氯氮（利眠宁）、盐酸异丙嗪（非那根）等口服。

⑥口服金属汞者，口服泻药、牛奶、生蛋清、活性炭使其排出，直至X线检查无汞滴发现。静脉注射液体金属汞者要长期观

察尿汞，尿汞升高时，按照慢性汞中毒进行治疗。

三、铬及其化合物

(一) 理化特性

铬 (Cr) 是银灰色质脆而硬的金属。工业上主要用三价铬化合物或六价铬化合物，常用的有氧化铬、三氯化铬、铬酸、氯化铬、铬酸钠、铬酸钾、重铬酸钾等。除金属铬外，铬化合物都有毒，以六价铬化合物毒性较大。

(二) 中毒特点

吸入大量六价铬化合物的粉尘或烟雾，可引起急性呼吸道刺激症状，低浓度吸入时可引起过敏性哮喘。铬酸对皮肤黏膜有刺激和腐蚀作用，长期吸入可致鼻中隔黏膜因糜烂、溃疡变薄，甚至侵及鼻中隔软骨引起穿孔等。皮肤接触铬酸可引起难以痊愈的乌眼型溃疡即铬疮。

(三) 病情判断

1. 急性吸入中毒者

急性吸入中毒者主要表现为呼吸道刺激症状，发病较急，有流涕、鼻出血、咳嗽、咳痰、气促、胸闷、胸痛、咽痛发红、头痛、发热等症状，或出现头痛、气促、胸闷、发热、发绀等哮喘症状。两肺可闻及广泛性哮鸣音、湿啰音。口服铬化合物对消化道产生刺激和腐蚀作用，出现频繁吐泻，可致脱水，严重者可引起肾脏损害，发生急性肾衰竭。

2. 经口服中毒者

经口服中毒者因毒物刺激和腐蚀消化道引起恶心、频繁呕吐、腹痛、腹泻、血便。严重者出现少尿、无尿等急性肾衰竭征象。有的可出现口唇和指甲发绀、四肢发凉、血压下降甚至休克、昏迷。

3. 皮肤接触中毒者

经皮肤接触六价铬化合物溶液，可造成皮肤灼伤，出现红斑、水疱、焦痂，有时呈现边缘隆起中央凹陷的溃疡，称为铬疮。

（四）现场处置

（1）迅速将中毒者移离中毒环境，皮肤被污染者应及时用清水或肥皂清洗。

（2）保持中毒者呼吸道通畅，呼吸急促者给氧。

（3）经口服中毒者应立即用温水、1％亚硫酸钠溶液或1％硫代硫酸钠溶液洗胃，然后给50％硫酸镁溶液60 ml导泻。为保护消化道黏膜，可口服牛奶、蛋清或氢氧化铝凝胶。

（4）皮肤灼伤后立即用清水冲洗 20～30 min，并用 5％硫代硫酸钠溶液湿敷。

（5）对症治疗：①用碱性药物如3％～5％碳酸氢钠溶液等雾化液吸入，每2～3 h吸 1 次，每次10～20 min（约需雾化液10～20 ml）。②预防继发感染，选用二联抗生素，静脉注射或肌肉注射。③咳嗽剧烈者，可选用磷酸可待因0.03 g或复方樟脑酊2 ml，口服。④缓解支气管痉挛，可用沙丁胺醇（舒喘灵）气雾吸入，氨茶碱0.25 g或喘定0.25 g加50％葡萄糖溶液40 ml从静脉徐徐推注或口服氨茶碱。

（五）注意事项

1. 铬疮处理

溃疡表浅者可选用5％硫代硫酸钠溶液冲洗，涂 5％硫代硫酸钠软膏或10％依地酸二钠钙软膏。铬疮深凹且时间长者，可先行外科清创刮除腐肉等坏死组织，然后敷上述药膏或溶液。

2. 鼻黏膜损害处理

涂防铬软膏（十八醇50 g、维生素C 5 g、吐温50 ml、单甘酯25 ml、酒石酸钾3 g、达克罗宁1 g、羧基纤维素钠、香料适量）。每日 2～3 次。

四、锑及其化合物

（一）理化特性

锑（Sb）是具有光泽的银白色金属，质脆而硬，易成粉尘；加热到900℃左右可挥发，产生带蒜味的烟雾。

（二）中毒特点

锑及其化合物以蒸气或粉尘状态经呼吸道及消化道侵入体内。药用锑剂过量，亦可引起中毒。进入体内后，可广泛分布于各组织、器官。三氯化锑遇水分解，产生氯化氢气体，可引起肺水肿，而同时吸收的锑离子可致全身中毒，引起多脏器损害。

（三）病情判断

1. 刺激性症状

接触锑后可立即出现流泪、眼部刺痛、流涕、喷嚏、咽部不适、咽痛。长时间接触可引起上呼吸道刺激性炎症，如慢性鼻炎、鼻中隔糜烂、鼻出血、慢性咽炎、结膜炎等。

2. 全身性症状

接触高浓度锑，可很快出现全身疲乏、无力、头晕、头痛、四肢关节及肌肉酸痛。

3. 呼吸道损害

吸入锑及其化合物蒸气或粉尘，可造成气管炎、化学性肺炎，发生咳嗽、咳痰、咯血、胸闷、胸痛，甚至呼吸困难。

4. 消化道症状

吸入锑及其化合物蒸气或粉尘，可引起急性胃肠炎，出现恶心、呕吐（可呈顽固性呕吐，可吐出黏液和血）、腹部绞痛、腹泻、大便隐血阳性。轻者可有上腹胀、食欲不振等。

5. 内脏损害

心肌损害常见于血吸虫病患者注射锑剂过量者，重症者还可导致心脏、肝、肾的损害及周围神经炎。

6. 皮肤损害

皮肤损害可出现锑性皮炎，有两种类型，即毛囊脓疱性丘疹、过敏性皮炎。

7. 锑金属烟尘热

金属锑加热温度过高，大量烟尘挥发到空气中，过量吸入后可引起金属烟尘热、寒战、高热。出汗退热约需 $4 \sim 8$ h。

（四）现场处置

（1）让中毒者立即脱离中毒现场，清洗受污染皮肤。

（2）解毒首选二巯丁二钠，其次选用二巯基丙磺酸钠。

（3）对症治疗。

（五）注意问题

锑化氢（SbH_2）是无色气体，在锑合金酸处理或电解时可释放此气体，某种锑化合物用蒸气处理，金属锑及可溶性锑化合物遇到氢时都可产生锑化氢。锑化氢的毒性与砷化氢很相似，吸入后可引起急性溶血性贫血和急性肾功能损害。

急救方法同砷化氢的急救处理。病情较重者必须送专科医院抢救。

五、锌及其化合物

（一）理化特性

锌（Zn）是白色而微带蓝色的金属。常温下很稳定，在酸性溶液中是很强的还原剂。

（二）中毒特点

用镀锌器皿盛装酸性食物如酸梅汤等清凉饮料，可造成食物变质而引起急性胃肠炎。加热到500 ℃时，可形成直径小于$1 \mu m$的氧化锌烟尘颗粒，吸入后可发生金属烟尘热。锌的另一常见化合物是氯化锌（$ZnCl_2$），其溶液具有强酸性，对组织有腐蚀性，可引起皮肤黏膜的损害，吸入时还可造成呼吸道损害。

（三）病情判断

1. 金属烟尘热

吸入氧化锌烟尘后，可出现口中微有甜味、口渴、咽痒、食欲不振、疲乏、胸部发紧，甚至干咳、咳痰或血痰，2～6 h后可出现寒战，继而出现高热（38～39 ℃），同时伴有头痛、耳鸣、四肢肌肉酸痛，有时恶心、呕吐、腹痛、脉搏呼吸增快，肺部可出现干啰音，并有白细胞增加。发热可持续 3～6 h，少数持续12 h，体温下降时出大汗，症状逐渐消退。乏力、胸闷、食欲不振，往往于 1～3 d内恢复。

发病后，可出现暂时的"免疫性"，但较长时间不接触氧化锌烟尘后，再接触往往又再发病。

2. 急性中毒者

吸入高浓度氧化锌烟尘，除出现上述症状外，还可导致支气管肺炎或肺水肿，肺部可闻异常呼吸音。

3. 皮肤损害者

皮肤接触氧化锌后，出现局部疹痒、皮肤潮红、丘疹、毛囊炎、皮炎等症状。接触高浓度氧化锌时，可因腐蚀作用造成灼伤，病损组织发白、充血、中心结痂，局部疼痛剧烈。

4. 锌盐胃肠炎

口服大量可溶性锌盐可引起锌中毒，出现恶心、呕吐、腹痛、腹泻，严重时可引起脱水和休克。

（四）现场处置

（1）让中毒者脱离中毒现场，皮肤受污染时用流动清水冲洗。

（2）对金属烟尘热的处理：令中毒者休息，大量饮水或适当补液，发热太高可服用解热镇痛药物及其他对症用药。

（3）氯化锌中毒：用 5％碳酸氢钠溶液雾化吸入，给予吸氧，必要时注射肾上腺皮质激素，注意保持呼吸道通畅。

（4）皮肤损害：按皮肤专科处理。

（5）误食可溶性锌盐；应迅速洗胃、催吐，内服鞣酸蛋白、浓茶或牛奶，继服硫酸镁导泻以及对症治疗。

六、钡及其化合物

（一）理化特性

钡（Ba）属碱土金属。化学性质较活泼，易氧化。溶于酸后生成盐类。微溶于酒精，不溶于苯。不溶性钡盐如硫酸钡一般无毒性。

（二）中毒特点

可溶性钡盐（如氯化钡、硝酸钡）可经消化道、呼吸道或灼伤创面吸收而发生严重中毒。钡是一种肌肉毒素，对各种肌肉（包括心肌）有强烈而持久的刺激和兴奋作用，引起四肢肌肉抽搐与肌颤，进而麻痹性瘫痪。胃肠平滑肌兴奋，出现剧烈的腹痛、呕吐、腹泻。兴奋心肌和血管平滑肌，使心跳加速，血压升高。钡离子一方面直接作用于心肌，使细胞膜通透性改变；另一方面引起严重缺钾，出现严重传导阻滞和异位心律，可导致心搏骤停和休克。

（三）病情判断

1. 轻症者

接触钡后，可有头晕或头痛、咽干、恶心、轻度腹痛和腹泻等症状，并有胸闷、心悸、麻木感、无力、肢体运动弱、肌力下降，肌张力降低。

2. 重症者

除上述症状外，重症者可有四肢弛张性瘫痪、呼吸肌麻痹。

（四）现场处置

（1）迅速脱离中毒环境，阻止毒物继续进入人体。脱掉污染衣服，洗净被污染的皮肤及头发。

（2）注意让中毒者镇静、休息、保暖；并注意其体温、呼吸、脉搏及血压的变化；对烦躁者可给予镇静剂如盐酸异丙嗪（非那根）或安定。

（3）对口服中毒者，立即用温水或2%～5%硫酸钠溶液洗胃，并口服硫酸镁导泻。对呼吸困难者给予氧疗，保持其呼吸道通畅。

（4）对急性中毒者应立即给予口服硫酸钠20～30 g并洗胃，使胃肠道内尚未被吸收的可溶性钡结合成硫酸钡，且有导泻作用，加速钡盐排出。

（5）对于皮肤灼伤者，局部用流动清水冲洗30 min以上，采用湿敷中和。

（6）经现场抢救后应立即送专科医疗单位处理。

七、铊及其化合物

（一）理化特性

铊（Tl）是银灰色柔软金属。硫酸铊（Tl_2SO_4）主要用作灭鼠剂。醋酸铊（CH_3COOTl）曾做脱发剂用于治疗头癣。此外，还用作化学催化剂等。铊在室温下易氧化，易溶于硝酸和硫酸。能与乙醇起反应生成醇盐。

（二）中毒特点

铊属于剧毒类毒物，具有蓄积性，主要损害中枢神经系统、周围神经以及胃肠道和肾脏。铊及其盐类之烟尘、蒸气亦可通过呼吸道和皮肤吸收。急性铊中毒多为误服或使用铊化合物的药物所致。

（三）病情判断

1. 经口中毒者

铊经口进入人体后，通常发病较慢。潜伏期长短与剂量大小有关，一般为12～24 h。主要为消化道症状或神经系统症状。

2. 吸入中毒者

吸入铊烟尘、蒸气，初呈消化道症状，病重时有出血性肠胃炎。神经系统可有多发性脑神经损害和周围神经炎，从脚底逐渐扩展至腿和躯干，痛觉过敏以及自主神经功能紊乱。病重时可发生中毒性脑病、精神失常、肌痉挛、上睑下垂、视神经炎等，进而出现谵妄、惊厥和昏迷。

3. 一价铊和三价铊中毒者

一价铊和三价铊均能引起脱发，一般在急性中毒10～14 d左右发生。此外还有肝、肾的损害。皮肤可出现皮疹，指甲和趾甲有白色横纹（米氏纹）。

（四）现场处置

（1）尽快让中毒者脱离中毒现场。皮肤被污染者用清水冲洗，对口服中毒者进行催吐、洗胃。

（2）经现场抢救后应立即送专科医疗单位处理。

八、砷及其化合物

（一）理化特性

工业上接触的砷化合物，有砷氧化物（如三氧化二砷）、砷化氢及三氯化砷等。

（二）中毒特点

元素砷（As）的毒性很小，而砷的氧化物毒性很大，主要通过呼吸道吸收引起中毒，也可通过皮肤、黏膜、消化道吸收引起中毒。砷化氢为极强烈的溶血毒物，主要由呼吸道吸入中毒。三氯化砷等砷的氯化物，具有较强烈的刺激作用。

（三）三氧化二砷中毒

1. 病情判断

吸入高浓度的三氧化二砷（As_2O_3）后可表现出如下症状。

（1）急性胃肠炎。出现恶心、呕吐、上腹部疼痛、腹泻，重者可有便血或大便呈米汤样，以至引起脱水、酸中毒、休克。

（2）中毒性肝损害。可有肝大、黄疸及肝功能异常。

（3）中毒性肾损害。出现少尿、尿闭、蛋白尿、血尿等，有的伴水肿，一时性血压升高。

（4）精神、神经损害。轻者有头痛、头昏、肌肉酸痛，重者躁动不安、谵妄、抽搐，甚至昏迷。

2. 现场处置

（1）对于吸入中毒者，立即移离中毒环境至空气新鲜处。

（2）对皮肤沾污者，用温水、肥皂水充分冲洗，给予吸氧。

（3）口服中毒时，立即洗胃，进食牛奶、鸡蛋清以保护胃黏膜，可口服活性炭片以阻止其吸收。

（4）经现场处置后应立即送专科医疗单位做进一步治疗。

（四）砷化氢中毒

砷化氢（AsH_3）为无色气体，当含砷金属矿物（如铅、铜、金、银、镉、锌、钒等矿物）和酸作用，或用水浇熄灼热的含砷炉渣时，可产生砷化氢气体。乙炔的生产和使用，某些含砷矿石在潮湿季节或者雨季也可能放出砷化氢。砷化氢为强烈的溶血性毒物，由呼吸道吸入而中毒。

1. 病情判断

（1）观察对象。吸入砷化氢气体后出现乏力、头晕、头痛、恶心等症状，但无溶血及肾脏损害表现，脱离接触后症状多在24 h左右消失者。

（2）轻度中毒者。除上述症状外，轻度中毒者并有呕吐、畏寒、发热、肾区疼痛、腹痛、巩膜及皮肤黄染；血红细胞及血红蛋白降低，尿呈酱油色、隐血阳性、蛋白阳性，有红、白细胞，血尿素氮增高。可伴有肝脏损害。

（3）重度中毒者。重度中毒者发病急剧，有寒战、高热、昏迷、谵妄、抽搐、发绀、巩膜及全身皮肤重度黄染，少尿或无尿。贫血加重，网织红细胞明显增多，尿呈深酱色，尿隐血强阳性，血尿素氮明显增高，出现急性肾衰竭，并伴有肝脏损害。

2. 现场处置

（1）立即将中毒者移离中毒环境，来到空气新鲜处。

（2）口服或静脉注射碱性药物，如碳酸氢钠 8～12 g/d或5％碳酸氢钠溶液250 ml静脉滴注以碱化尿液。

（3）早期对中毒者给予糖皮质激素，有助于抑制溶血反应。保护肝脏可给予能量合剂。

（4）充分补液对毒物排泄有利。用10％葡萄糖溶液或生理盐水1 000 ml静脉滴注。

（5）发生急性肾衰竭时，进行血液透析。

（6）对重度中毒者及早送专科医院进行换血疗法。

九、磷及其化合物

（一）理化特性

磷（P）有黄磷（白磷）、红磷、紫磷及黑磷等。

黄磷是无色蜡样结晶体，有大蒜样臭味，不溶于水，易溶于脂肪及二硫化碳等有机溶剂。室温下在空气中能自燃，易氧化成三氧化二磷及五氧化二磷，故常在水中保存。黄磷蒸气遇湿空气可氧化为次磷酸和磷酸，在黑暗中可见淡绿色荧光。

红磷是红棕色粉末，不溶于水、脂肪及二硫化碳，室温下，在空气中不发生氧化或自燃，也不挥发。

（二）黄磷中毒

黄磷主要以蒸气及粉尘形式经呼吸道进入人体，也可经消化道及灼伤的皮肤吸收中毒。毒物的靶向器官为心、肝、肾。急性职业危害主要是黄磷的化学灼伤合并中毒。

1. 病情判断

（1）口服中毒者。可立即出现恶心、呕吐、口腔糜烂、腹痛、腹泻，可有呕血、便血，重症2～3 d后出现黄疸及肝大。尿中出现蛋白、红白细胞、管型、少尿，重症可发生急性肾衰竭。可发生溶血、酱油色尿、严重贫血。可有心慌、胸闷不适，心电图可出现心肌缺血表现。重症出现剧烈头痛、谵妄、抽搐、丧失意识。

（2）吸入中毒者。呼吸道吸入者，立即出现咳嗽、咳痰、胸闷等呼吸道刺激症状。严重者可出现中毒性肺水肿及上述口服中毒的症状。

（3）皮肤灼伤者。皮肤接触后出现局部潮红肿胀、水疱、溃烂及大量液体渗出。重症时因黄磷经皮肤吸收可引起肝、肾的损害而致死亡。

2. 现场处置

（1）立即将中毒者移离中毒环境至空气新鲜处，脱去污染衣服，用流动清水清洗污染皮肤。

（2）皮肤灼伤，参照黄磷灼伤处理。

（3）禁食牛奶、脂肪等含脂饮食，禁服蓖麻油导泻。

（4）经现场抢救后应立即送专科医疗单位救治。

（三）磷化氢中毒

磷化氢（PH_3）为无色、稍有鱼腐臭味的气体，比空气稍重。含磷化物的硅铁矿遇水或磷化锌遇酸，用黄磷制红磷过程中磷蒸气与水蒸气结合，都可产生磷化氢。灭鼠剂磷化锌在胃内释出磷化氢，熏蒸杀虫剂磷化铝遇酸也生成磷化氢，这些常见中毒源经呼吸道吸入，引起呼吸道充血、水肿。磷化氢有剧毒，吸入高浓度磷化氢气体可致以神经系统、呼吸系统损害为主的全身性疾病。

1. 病情判断

（1）观察对象。接触磷化氢后有头痛、乏力、恶心、咳嗽等神经系统及呼吸系统症状；脱离接触后，大多数接触者症状在24 h内消失。

（2）轻度中毒者。轻度中毒者有明显的头晕、头痛、乏力、恶心、呕吐、食欲减退、咳嗽、胸闷、鼻干、咽干、腹痛、腹胀等症状，持续24 h以上，并有下列情况之一：嗜睡、轻度呼吸困难，肺部听到少量干湿啰音、心电图有轻度 ST‐T 改变、轻度肝功能异常。

（3）重度中毒者。重度中毒者除轻度中毒表现外，还有下列情况之一，或中毒开始即表现为下列情况之一：昏迷、抽搐、肺水肿、休克、明显的心肌损害、明显的肝肾损害。

2. 现场处置

（1）立即将中毒者移离中毒环境至空气流通处，脱去受污染衣服，避免受凉，并保持安静。

（2）对症治疗。

①呼吸困难及呼吸衰竭者给予吸氧，给予呼吸兴奋剂。

②烦躁者给予安定 10 mg，或盐酸异丙嗪（非那根）25 mg，肌肉注射。

③呕吐、腹痛者给阿托品 0.6 mg，皮下注射。

④激素应用，解毒、防应激反应及防肺水肿、脑水肿。

⑤口服或注射碳酸氢钠，维持尿液碱化。

⑥磷化氢中毒无特效解毒药，一般以对症处理为主。

十、镉

（一）理化特性

镉（Cd）是微带蓝色的银白色金属，质软，具延展性。易溶于硝酸，难溶于硫酸和盐酸。

（二）中毒特点

除引起慢性镉中毒外，吸入氧化镉烟雾还可引起急性化学性肺炎、肺水肿。

（三）病情判断

1. 吸入性中毒者

镉烟尘或蒸气大量吸入后，口内带有金属甜味，一般经 2～24 h潜伏期后，出现流涕、咽喉发干和刺痒、咳嗽等呼吸道黏膜刺激症状，以及胸部紧缩感、头痛、倦怠、无力、周身寒战和发热，此时往往易误认为是流感。重者可有化学性肺炎、肺水肿，胸痛加剧，咳嗽剧烈，咳黏液痰或粉红色泡沫样痰，面色青紫，呼吸困难，以及低热。少数患者可出现恶心、呕吐、腹痛、腹泻等急性胃肠炎症状。危重时可出现呼吸及循环衰竭。个别患者还会出现肝、肾的损害，产生黄疸和血尿。

2. 口服性中毒者

镀镉器皿遇酸性食物或饮料可溶出镉，饮用镀镉器皿内调制、储存的酸性食物或饮料可导致急性中毒。服后 10 min 至数小时即可发生急性胃肠道黏膜症状，出现恶心、呕吐、腹痛、腹泻、里急后重等。重者可有眩晕、乏力、四肢肌肉关节疼痛、虚脱，甚至发生抽搐。

（四）现场处置

（1）使中毒者及早脱离现场，给予吸氧，保持安静，卧床休息。

（2）参照刺激性气体中毒处理。

（3）口服中毒者应及早进行洗胃或催吐以及导泻。

十一、钒

（一）理化特性

钒（V）是光亮的银白色金属，在粉碎、研磨时可产生粉尘。工业用氧化钒和钒盐多为粉末状。用钒化合物作催化剂的化学工艺流程也可产生钒的粉尘。

（二）中毒特点

对人体危害最大的钒化合物是五氧化二钒，长期吸入钒化合物对眼、鼻、咽喉、呼吸道具有刺激作用，可引起支气管炎和哮喘。

（三）病情判断

1. 刺激反应者

接触高浓度钒化合物后，短期内出现烧灼感、流泪、鼻痒、鼻塞、流涕、鼻出血、轻咳等眼与上呼吸道刺激症状，持续时间多数较短；肺部无阳性体征，X线胸片检查无异常发现。

2. 急性吸入中毒者

急性吸入中毒者有上述症状且症状加重，咳嗽变频、胸闷、气短，有时咳痰带血；肺内出现干啰音或湿啰音。病情较重者出现哮喘性支气管炎或支气管肺炎。X线胸片检查可见肺纹理增强，或两下肺有分布不规则的斑片状模糊阴影。

3. 口服钒化合物中毒者

口服钒化合物中毒者消化道症状较为突出，可有恶心、呕吐、腹痛、腹泻等，有时可出现血便。

4. 皮肤损害者

皮肤接触钒尘或五氧化二钒后，易有痛痒、热感，可出现丘疹、潮红、湿疹样皮炎等；严重者可发生全身性荨麻疹。一般接触次数越多，症状越严重。

（四）现场处置

（1）使中毒者立即离开染毒现场，安静保暖休息；必要时给氧气吸入。

（2）主要对症处理，如咳嗽、咳痰者用镇咳祛痰剂，喘息者用支气管扩张剂，闻及肺部湿啰音者用抗生素防治继发性肺部感染等。

（3）解毒驱钒可试用大剂量维生素 C 4～5 g，或依地酸二钠钙1 g加 50% 葡萄糖注射液 20～40 ml稀释后进行静脉注射。口服氯化铵片0.3～0.6 g，每日 3 次，可使尿液酸化，加速钒的排泄。

（4）有明显皮肤损害者，可用清水将局部洗净后涂以氟轻松等药膏，同时口服异丙嗪、阿司咪唑（息斯敏）、噻庚啶等抗过敏药。

十二、铍

（一）理化特性

铍（Be）是灰白色轻金属，具有质轻、张力强、坚硬、耐高热等特性。金属铍不溶于水，可溶于硫酸和盐酸，加热时可溶于硝酸，溶于碱生成盐类，对氧具有较大的亲和力。

（二）中毒特点

铍主要以粉尘及蒸气状态经呼吸道吸入引起中毒，表现为急性化学性支气管炎和支气管哮喘。

（三）病情判断

1. 轻症者

轻症者最初有金属烟尘热，表现为全身酸痛、疲乏不适、头昏、头痛、鼻干、咽痛、发冷、发热、胸闷、气憋、咳嗽。

2. 重症者

重症者在上述症状基础上病情加重，出现气短、咳嗽加剧，咯血丝痰伴胸痛，肺部可闻及细湿啰音，胸片显示化学性肺炎，肝脏往往肿大，有压痛，甚至出现黄疸。

3. 皮肤损害者

接触金属铍或可溶性铍盐的粉尘、溶液，在体表暴露部位及用手搔抓而污染的部位出现红斑、丘疹或丘疱疹的接触性或过敏性皮炎。有的形成似铬疮的铍疮，痊愈缓慢。

（四）现场处置

（1）使中毒者立即脱离现场，卧床休息。

（2）早期、足量、短程应用肾上腺皮质激素控制化学性肺炎。

（3）对铍疮应先外科清创，充分刮除溃疡表面的污染组织，才能及早治愈。

（4）对接触性皮炎或过敏性皮炎，外用激素类制剂或其他止痒消炎剂，口服抗过敏药、氯苯那敏（扑尔敏）、酮替芬等。

十三、四羰基合镍

（一）理化特性

四羰基合镍 $[Ni(CO)_4]$ 是无色液体，属高毒类化合物。不溶于水，易溶于有机溶剂中。

（二）中毒特点

四羰基合镍能经呼吸道和皮肤吸收，进入机体后可在细胞内分解出镍和一氧化碳，主要影响呼吸系统和神经系统。急性中毒时以出现早发症状和迟发症状为其临床特点。

（三）病情判断

1. 轻度中毒者

轻度中毒者有头昏、头痛、乏力、视物模糊、恶心、食欲不振，以及咽干、胸闷、胸痛症状。体检可见眼结膜和咽部轻度充血，无其他阳性体征。X 线胸片显示正常或两肺纹理增深。

2. 中度中毒者

中度中毒者上述呼吸系统和神经系统症状经 $8\sim72\ h$ 后突然加剧，伴有咳嗽、咳痰、呼吸增快，可有畏寒发热、意识模糊、嗜睡或兴奋多语。体检可闻干啰音、心率加速或有心律不齐。X 线胸片显示化学性支气管周围炎、化学性肺炎。

3. 重度中毒者

重度中毒者有上述症状且症状进一步加重，出现高热、抽搐、昏迷、明显发绀和呼吸困难、血性泡沫样痰。体检呈端坐呼吸时，肺部可闻广泛干湿啰音；心动过速，肝可增大。X 线胸片显示化学性肺水肿。心电图显示心肌损害。

（四）现场处置

（1）使中毒者迅速脱离中毒现场，脱去受污染的衣服，清洗受污染的皮肤和毛发。保持安静,卧床休息,密切观察 24～72 h,给予吸氧。

(2)为防止肺水肿及心肌损害,应早期、足量、短程应用糖皮质激素。

第五节　有机化合物急性中毒现场急救

本节将介绍 46 种有机化合物中毒现场急救方法。

一、二硫化碳

(一)理化特性

二硫化碳(CS_2)为无色透明、易燃、易挥发的液体。工业品常有臭萝卜样气味,溶于水。

(二)中毒特点

本品可经呼吸道、皮肤及胃肠道侵入人体。急性中毒时主要侵犯神经系统。

(三)病情判断

二硫化碳急性中毒的主要表现是麻醉症状。

1. 轻症者

轻症者表现为兴奋状态,如头痛、眩晕、恶心,步态蹒跚,有欣快感,精神恍惚等。

2. 重症者

重症者表现为抑制状态,如谵妄、抽搐、昏迷;严重者常由于中枢性呼吸衰竭而死亡。其麻醉速度与意识恢复情况与急性苯中毒基本相同。

3. 眼睛接触者

大量二硫化碳溶液溅至角膜上,可出现疼痛、畏光、流泪、充血、水肿等症状。

4. 皮肤接触者

皮肤接触可引起局部红斑，甚至水疱。

（四）现场处置

（1）迅速将中毒者移离中毒现场，脱去受污染的衣服。受污染皮肤用大量清水冲洗后，再用酒精擦洗。眼部受污染可用大量清水冲洗后，再滴抗生素眼药水。

（2）给予中毒者吸氧和保暖，注意防止呼吸困难和脑水肿的发生。

（3）对症治疗：①用 10％葡萄糖注射液 500～1 000 ml加维生素 C 2～4 g进行静脉滴注以促使毒物排泄；②静脉注射和口服大剂量 B 族维生素。

二、二甲苯

（一）理化特性

二甲苯 $[C_6H_4(CH_3)_2]$ 又名二甲基苯，为无色透明、具芳香气味的挥发性液体。

（二）中毒特点

二甲苯毒性较甲苯小，属低毒类化合物。侵入途径同甲苯；对局部刺激作用较强，低浓度吸入引起呼吸道刺激症状和胃肠道功能紊乱，高浓度吸入有麻醉作用；很少发生肝、肾的损害。

（三）病情判断

短时间内吸入高浓度二甲苯后，可出现以下状况。

1. 轻度中毒者

轻度中毒者出现头痛、头晕、乏力、面潮红、呈酒醉状态、恶心、呕吐、呼吸困难、眼及呼吸道有刺激症状和四肢麻木等。

2. 重度中毒者

重度中毒者可有结膜出血、鼻出血、抽搐、不同程度的昏迷等。皮肤接触可有烧灼感、红肿、皲裂。

（四）现场处置

参见苯中毒的现场处置。

三、汽油

（一）理化特性

汽油主要成分为（$C_4 \sim C_{12}$）的混合烃类，为无色或淡黄色易挥发和易燃液体，具有特殊臭味。不溶于水，易溶于苯、二硫化碳、醇及脂肪。

（二）中毒特点

汽油为麻醉性毒物，可使中枢神经系统发生功能障碍。对皮肤黏膜也有刺激作用。因不同产地的汽油含不饱和烃、硫化物和芳香烃的量不同，毒性亦不同。当上述化合物含量增加和汽油作为汽车燃料使用加入添加剂时，汽油的毒性相应增高。汽油中毒主要经呼吸道侵入机体，皮肤吸收次之，也可经消化道吸收。吸入汽油浓度为 $1\,851 \sim 2\,165 \ mg/m^3$，或口服汽油 $20 \sim 30 \ ml$ 或 $7.5 \ g/kg$ 体重即可致死。

（三）病情判断

1. 吸入汽油蒸气中毒

（1）轻度中毒者。轻度中毒者表现为中枢神经系统麻醉症状。可有头痛、头晕、恶心、呕吐、烦躁、视力模糊、步态不稳等症状；或出现哭笑无常及兴奋不安等情绪反应，或有意识模糊、嗜睡、蒙眬状态等轻度意识障碍。并可有眼、呼吸道黏膜刺激症状，如眼结膜充血、流泪、流涕、咳嗽等。

（2）重度中毒者。较高浓度吸入中毒，可出现四肢抽搐、眼球震颤、昏迷，或有谵妄等精神失常。还可发生化学性肺炎。极高浓度吸入还可引起意识突然丧失，反射性呼吸停止而导致死亡。

2. 吸入性肺炎者

汽油液体吸入呼吸道后，可出现剧烈咳嗽、胸痛、咯血、发热、呼吸困难、发绀，也可咳铁锈色痰。肺部可闻呼吸音粗糙或有干湿啰音。X线胸片可见片状或致密团块阴影，少数可有渗出性胸膜炎。

3. 急性口服中毒者

饮服汽油后可即刻感到口渴，口腔、咽及胸骨后有烧灼感，同时出现腹绞痛、恶心、呕吐及腹泻、排尿疼痛等。若未及时处理致汽油大量吸收后，可出现嗜睡、皮肤青紫，呼吸表浅，脉搏细、速等。有的还可继发肺炎、中毒性肝炎、肾炎等。

4. 皮肤损害者

皮肤接触后可发生急性皮炎，出现红斑、水疱及瘙痒。

（四）现场处置

（1）迅速将患者移离中毒现场，置于空气新鲜处，脱去受污染的衣服，皮肤用肥皂水清洗。受污染眼部用2%碳酸氢钠溶液冲洗并涂抗生素眼膏。

（2）对口服中毒者一般不进行催吐或洗胃，以防反胃而增强吸收或误吸入肺内。口服时间不久者，可饮牛奶或以植物油、微温水小心洗胃。继之可给10%药用炭混悬液100～200 ml口服，以吸附剩余毒物，再用硫酸钠（芒硝）或硫酸镁导泻。

（3）呼吸和心搏骤停者，应立即施行人工呼吸和体外心脏按压术直至送达医院。

（4）给予患者较高流量的氧吸入。

（5）对吸入性肺炎者可给短程糖皮质激素治疗，注射抗生素，以防肺部继发感染。

（6）皮肤起水疱者，应严格消毒并包扎。

（7）对症治疗。

（8）抢救中严禁使用肾上腺素，以免引起心室颤动。

四、甲酸

（一）理化特性

甲酸（HCOOH）又名蚁酸，为无色液体，有刺激气味。

（二）中毒特点

对皮肤黏膜有强烈刺激作用，主要经呼吸道吸入，其次是皮肤吸收引起中毒。

（三）病情判断

1. 急性中毒者

（1）轻症者。轻症者常见眼及呼吸道黏膜刺激症状，如结膜充血、流泪、畏光、流涕、喷嚏、咽痛、咽干、声音嘶哑、支气管炎。

（2）重症者。重症者可出现角膜浑浊、视力下降，喉痉挛、肺炎。

2. 误服中毒者

误服甲酸可致消化道黏膜腐蚀灼伤；大量摄入常可导致肺水肿或急性肾衰竭。

3. 皮肤接触者

皮肤直接接触甲酸可致使皮肤灼伤和引起皮炎。

（四）现场处置

（1）迅速将中毒者移离中毒现场，脱去受污染衣服。对受污染眼睛和皮肤用2%碳酸氢钠溶液彻底冲洗。

（2）急性喉梗阻者，迅速用粗针头做环甲膜穿刺。

（3）支持疗法和对症治疗，重点是保持呼吸道通畅，防止肺水肿、上消化道出血、肾衰竭和继发感染等。

五、三氯乙烯

（一）理化特性

三氯乙烯（C_2HCl_3）又称乙炔化三氯，系无色液体，有氯仿样气味，易挥发，不溶于水，溶于多数油类。

（二）中毒特点

三氯乙烯属蓄积性麻醉剂，对中枢神经系统有麻醉作用，常可累及三叉神经等脑神经，并能损害心、肝、肾等实质性脏器。在光作用下可分解出氯化氢，遇火或紫外线照射可生成光气。可经呼吸道、消化道和皮肤吸收。

（三）病情判断

1. 吸入性中毒

（1）观察对象。短期大量接触三氯乙烯，可出现头晕、头痛、乏力、心悸、恶心等症状，或有眼睛及上呼吸道黏膜刺激现象。一般在24 h内可恢复正常。

（2）轻度中毒者。除上述症状外，中度中毒者还出现欣快感，易激动，频繁呕吐，步态蹒跚，嗜睡或短暂的浅昏迷。

（3）重度中毒者。重度中毒者有上述症状且症状加重，并同时出现昏迷，出现以三叉神经为主的脑神经损害，或出现明显的心、肝或肾的损害。若未获及时抢救，或继续吸入高浓度蒸气，最终可导致死亡。若在极高浓度下，可迅即昏迷倒地，四肢抽搐，呼吸、心搏骤停而猝死。

2. 口服中毒者

一般口服三氯乙烯后1 h内发病，除口腔、咽部有烧灼感外，恶心、呕吐、腹痛等胃肠道症状较明显，肝、肾的损害亦较突出。

3. 皮肤接触者

个别过敏体质者在皮肤接触后可出现红色丘疹、斑丘疹，表现为接触性或过敏性皮炎及全身进行性皮肤硬化症。

（四）现场处置

（1）迅速将中毒者移离中毒现场，使其安静卧床休息，至少应观察24 h。

（2）眼睛及上呼吸道有刺激症状时，可用2％碳酸氢钠溶液冲洗或蒸气吸入。

（3）皮肤沾染三氯乙烯立即用大量流动清水冲洗。

（4）出现三叉神经症状者，可口服卡马西平（痛痉宁）、氯硝西泮（氯硝安定）等。

（5）注意事项：禁用儿茶酚胺类制剂如肾上腺素及含乙酸的药物等。

六、硝基苯

（一）理化特性

硝基苯（$C_6H_5NO_2$）为无色或淡黄色有苦杏仁芳香气味的液体，属脂溶性物质。

（二）中毒特点

硝基苯极易经皮肤吸收，蒸气经呼吸道吸收。主要侵犯中枢神经系统及形成高铁血红蛋白血症。中毒后 1 周左右可出现中毒性肝病，也可有心肌损害。

（三）病情判断

同急性苯的氨基及硝基化合物中毒的判断方法，但毒性大于苯胺。

（四）现场处置

参见苯的氨基及硝基化合物中毒的现场处置。

七、煤油

（一）理化特性

煤油为轻质石油产品之一，是以脂肪烃为主的混合烃类，略有特殊臭味。按其用途和品质分为航空、动力、溶剂、灯用、燃料和洗涤煤油。

（二）中毒特点

因吸入煤油液体或其蒸气引起的急性中毒极少见，多为误服引起的生活性中毒。

（三）病情判断

煤油中毒症状与急性汽油中毒颇相似。

1. 吸入蒸气中毒

（1）轻症者，有咳嗽、眼面充血、头痛、乏力、酒醉感，其神志恍惚不安，四肢肌肉震颤，共济运动失调。

（2）重症者，可出现明显烦躁、谵妄、定向力丧失，或转为意识模糊、昏迷、惊厥等；个别可发生心律失常，甚至室颤死亡。

2. 吸入性肺炎者

多为急性渗出性出血性支气管肺炎，可于直接吸入液态煤油后几分钟或几小时后发生，表现为刺激性频繁呛咳，咳血性泡沫样痰，胸痛、呼吸浅速、发绀等，肺部闻及干湿啰音，体温可升高。X线检查可见一侧或双侧中下肺有大片实变阴影，有的早期即可见肺部阴影而无临床症状。

3. 口服性中毒者

口服性中毒早期主要表现为口腔、咽喉部及胸骨后灼烧感，有恶心、呕吐、呛咳、上腹不适、腹痛等消化道刺激症状。随病情发展可出现粪便带血、腹泻或咳嗽、气急等。X线检查可见两肺中下肺野呈非节段性实变影。大量口服者可出现神志不清、昏睡等，有的还可发生心动过速、肝脾肿大、肾脏损害及心房颤动等。

（四）现场处置

（1）吸入蒸气引起中毒者应迅速离开染毒环境至空气新鲜处，注意保暖，必要时给予氧气吸入。意识模糊、昏迷者可给苏醒剂。注意防止急性肺水肿的发生。

（2）对吸入性肺炎患者，可给短程糖皮质激素治疗，并给抗生素防止继发感染。

（3）对口服量大者，可考虑用植物油（如橄榄油、花生油等）洗胃以延缓其吸收（矿物油则可促进其吸收）。洗胃时应小心，防止呕吐物返吸入肺内。洗胃后可给牛奶或豆浆饮服，必要时再进行导泻或灌肠。

（4）抢救中严禁使用肾上腺素，以防诱发心室颤动。

八、丙酮

（一）理化特性

丙酮（CH_3COCH_3）又名二甲基甲酮，系无色透明液体，易挥发，有特殊的芳香气味。

（二）中毒特点

丙酮的毒性较低，主要对中枢神经系统略有麻醉作用。蒸气对黏膜有中度刺激作用；可经呼吸道、消化道和皮肤吸收引起中毒。

（三）病情判断

1. 吸入性中毒者

大量丙酮蒸气吸入，可出现眼睛和呼吸道刺激症状；初期有头痛、头晕、乏力、易激动等；严重中毒时可发生呕吐、气急，个别会出现昏迷现象。

2. 口服中毒者

中毒者可出现口唇、咽部烧灼感；重者有昏睡、酸中毒和酮症，可伴有轻度肝、肾的损害。

（四）现场处置

（1）迅速将中毒者移离中毒现场，脱去受污染的衣服，用大量清水冲洗受污染的皮肤。经口中毒者，用大量生理盐水彻底洗胃，并灌入浓茶或咖啡。

（2）让中毒者镇静、保暖，呼吸困难及缺氧时给氧吸入。

（3）对症治疗：①给予大剂量的 B 族维生素药物。②纠正酸中毒。

九、二氯丙醇

（一）理化特性

二氯丙醇〔$CH_2ClCH(OH)CH_2Cl$〕为无色低黏度液体，微带氯仿气味，吸湿性强，遇水可析出氯化氢，遇火分解成光气。

（二）中毒特点

二氯丙醇易经呼吸道和皮肤进入机体，属中等毒类，具有刺激和麻醉作用，并能损害肝、肾、心等实质性脏器。

（三）病情判断

吸入高浓度二氯丙醇后，可立即出现头晕、酒醉感和嗜睡，继而出现上腹疼痛、恶心、呕吐、体温升高及不同程度的意识障碍；可有鼻黏膜、口腔黏膜和皮下出血；可发生溶血，导致急性肾衰竭及溶血性黄疸；还可有肝脏、心肌的损害等。严重者可发生呼吸循环衰竭。

（四）现场处置

（1）迅速将中毒者移离现场至空气新鲜处，脱去受污染的衣服。

（2）注意中毒者的保暖、吸氧，注意观察血压、呼吸及脉搏变化。

（3）眼及皮肤污染，可用清水或$2\%\sim3\%$碳酸氢钠溶液冲洗。

（4）对症治疗。

十、氯甲醚

（一）理化特性

氯甲醚（$ClCH_2OCH_3$）又名氯甲基甲醚，为无色液体，化学工业中用作甲基化的原料。在水和热的乙醇溶液中分解产生氯化氢，在潮湿空气中可分解成甲醛，在乙醇和丙酮溶液中可溶解95%。

（二）中毒特点

氯甲醚属中等毒性类毒物，对皮肤黏膜有强烈的刺激性。

（三）病情判断

1. 轻症者

轻症者可出现眼睛及咽喉等上呼吸道的刺激症状。

2. 重症者

重症者可出现寒战、发热、呼吸困难及肺水肿等，还可有心肌损害。

（四）现场处置

（1）让中毒者立即脱离中毒现场，脱去受污染衣服，用流动清水冲洗受污染的皮肤和眼睛。

（2）必要时给中毒者吸氧；给予镇静、镇咳、祛痰、解痉等的药物。

（3）对早期中毒者应重点预防肺水肿的发生。

十一、乙醇

（一）理化特性

乙醇（CH_3CH_2OH）又名酒精，为无色、易燃、易挥发性液体，有芳香气味，易溶于水和大多数有机溶剂，属微毒类。

（二）中毒特点

乙醇可经消化道、呼吸道吸收，胃内有食物存在时，可延缓其吸收。其毒性主要是对中枢神经系统的作用。一般急性中毒多由于过量饮酒所致。

（三）病情判断

1. 轻症者

轻症者呼气可闻及酒味，有面红、兴奋、欣快、多言等症状。

吸入者尚可有眼、上呼吸道黏膜刺激症状。

2. 重症者

重症者可出现共济失调、步态蹒跚、动作笨拙、语无伦次、躁动、昏睡症状，甚至昏迷、呼吸浅表、心率加快，可因呼吸衰竭而死亡。

（四）现场处置

（1）对于轻症者，一般不必治疗，但应适当卧床休息，注意保暖。口服中毒重症者可进行催吐，必要时可考虑用1‰碳酸氢钠溶液洗胃。忌用阿扑吗啡催吐。洗胃时要防止误服引起的并发症。

（2）对症处理。

十二、氯苯

（一）理化特性

氯苯（C_6H_5Cl）又称一氯苯，是具有杏仁样芳香气味的无色液体，不溶于水，溶于乙醇、苯和乙醚，易挥发。

（二）中毒特点

氯苯可经呼吸道、皮肤和消化道侵入机体。本品对中枢神经系统具有抑制和麻醉作用，并有轻度黏膜刺激作用。

（三）病情判断

（1）低剂量接触者。低剂量接触者会出现头晕、头痛、乏力、食欲不振等，可引起麻醉症状，甚至昏迷。可产生眼和呼吸道刺激症状。

（2）大剂量接触者。大剂量接触可引起肝、肾等脏器损害，但对血液系统损害远比苯的影响轻得多。

（四）现场处置

参见苯中毒的现场处置。

十三、二氯甲烷

（一）理化特性

二氯甲烷（CH_2Cl_2）又名甲叉二氯，为无色透明易挥发的液体，具刺激芳香味。

（二）中毒特点

能经呼吸道和消化道侵入机体，皮肤吸收较少；具有麻醉作用，高浓度时对呼吸道刺激作用较氯仿强，对肝和肾的毒性较氯仿小。

（三）病情判断

吸入二氯甲烷高浓度蒸气，可有眩晕、头痛、呕吐，以及眼和上呼吸道黏膜刺激症状，如眼痛、结膜炎、化学性支气管炎、肺水肿。严重者可出现昏迷。

（四）现场处置

现场处理原则与三氯甲烷（氯仿）中毒的处理类似。

十四、氯乙烷

（一）理化特性

氯乙烷（C_2H_5Cl）又名乙基氯，为无色气体，有乙醚样气味，具有刺激性。能爆炸和燃烧，溶于乙醚，具有高挥发性，氯乙烷蒸气麻醉作用较弱，但作用迅速。过去外科手术中常用作全身麻醉的诱导剂。

（二）中毒特点

皮肤接触氯乙烷液体能迅速降温，并可能造成冻伤。

（三）病情判断

接触高浓度（$>50 \text{ g/m}^3$）氯乙烷，可引起麻醉症状，出现明显的中枢神经抑制，甚至昏迷。可有心、肝、肾的损害，尤以中毒性心肌损害为主要表现。

（四）现场处置

（1）立即将中毒者移离现场，脱离毒物接触。

（2）对症治疗，保持中毒者呼吸道通畅，给予吸氧。采用能量合剂静脉滴注，补充足够的水和电解质。

（五）注意事项

禁用肾上腺素。

十五、甲苯

（一）理化特性

甲苯（C_7H_8）又名甲基苯，为无色、无腐蚀性、带甜味，具有芳香气味的液体。

（二）中毒特点

其毒性较苯小，主要对神经系统有麻醉作用和对皮肤黏膜有刺激作用。可致一定程度的肝、肾损害，多呈蒸气状态经呼吸道吸入，皮肤可微量吸收。

（三）病情判断

1. 观察对象

接触甲苯，可表现为头晕、头痛、恶心、呕吐、胸闷、憋气、四肢无力、黏膜刺激等症状。

2. 轻度中毒者

轻度中毒者除有上述症状外，可有意识模糊，伴有情绪反应；或出现步态蹒跚。

3. 重度中毒者

重度中毒者有上述症状且症状加重，同时有躁动、抽搐或昏迷。

（四）现场处置

参见急性苯中毒的现场处置。

十六、苯酚

（一）理化特性

苯酚（C_6H_5OH）为白色、半透明针状结晶体，有特殊的芳香气味，属高毒性化合物。

（二）中毒特点

苯酚对皮肤黏膜有强烈腐蚀作用，经皮肤黏膜吸收，能使细胞蛋白质变性和沉淀，故对各种细胞均有直接损害。工业酚中毒常由皮肤灼伤吸收所致。

（三）病情判断

1. 高浓度吸入者

高浓度吸入苯酚蒸气，可迅速发生头痛、眩晕、无力等，甚至有烦躁不安及不同程度的意识障碍，尿呈棕褐色。早期可出现巩膜黄染、血总胆红素升高、尿潜血阳性及游离血红蛋白升高等溶血改变，以及蛋白尿、血肌酐、尿素氮增高等急性肾功能损害表现；也可有心动过速、心律失常、血压改变等心血管及肝功能异常等多脏器损害的表现。病情危重时可出现昏迷、急性肾衰竭及呼吸衰竭，甚至迅速死亡。

2. 皮肤接触者

皮肤接触苯酚后，可致灼伤，并可引起接触性皮炎、湿疹及色素沉着。

（四）现场处置

（1）迅速将中毒者移离中毒现场；脱去受污染衣服，受污染皮肤先用大量流动清水冲洗，然后可用甘油、聚乙二醇或聚乙二醇与酒精的混合液（按7：3比例）或50%～75%酒精棉花擦洗皮肤，直至无酚味。创面再用 4％碳酸氢钠溶液湿敷。

（2）经口中毒者立即给蓖麻油或植物油 15～30 ml 口服，或温水彻底洗胃，直至洗出物无酚味。口服时间过久，不能洗胃者，则可口服牛奶、鸡蛋清，并用 50％硫酸镁溶液 40～50 ml 导泻。

（3）眼部污染可用大量清水或 2％碳酸氢钠溶液冲洗 15 min 以上。

（4）对症治疗。

十七、三氯甲烷

（一）理化特性

三氯甲烷（$CHCl_3$）又名氯仿，为无色易挥发的液体，不溶于水，能溶于苯、醇、醚。

（二）中毒特点

三氯甲烷能经呼吸道、消化道和皮肤侵入机体。主要作用于中枢神经系统，具有麻醉作用，并可造成肝、心、肾损害。饮酒可增加本品的肝毒性。本品在光的作用下，在空气中能被氧化成氯化氢和光气。

（三）病情判断

1. 吸入性中毒者

吸入性中毒者多在吸入后数分钟至数十分钟内出现症状。吸入高浓度本品后，出现眩晕、恶心、颜面和体表灼热感、兴奋激动伴欣快感、呼吸浅表、神志模糊。如不及时处理，在数分钟内会进入麻醉状态，出现昏迷、呼吸麻痹、心室纤颤等症状。

2. 口服性中毒者

多数口服性中毒者即刻就有口腔、食管和胃部的烧灼感，继而出现恶心、呕吐、腹痛、腹泻，较快发生昏迷，进入麻醉状态。有时由于咬肌及舌后肌痉挛，还会引发窒息而危及生命。

3. 皮肤接触者

接触部位皮肤可出现烧灼痛，有红斑、水肿、水疱，以后可变为脓疱。

（四）现场处置

（1）迅速将中毒者移离中毒现场，脱去受污染的衣服，受污染皮肤可用大量清水冲洗。经口中毒者，应注意催吐和用微温水洗胃，必要时可给芒硝或甘露醇导泻。

（2）保持呼吸道通畅，并吸氧。

（3）对症治疗。

（4）禁用吗啡和肾上腺素。

十八、氯甲烷

（一）理化特性

氯甲烷（CH_3Cl）又名甲基氯，为无色、易液化的气体，气味似醚，微溶于水，易溶于有机溶剂。高温时水解成甲醇和盐酸，加热或遇火可生成光气。

（二）中毒特点

该毒物具有刺激和麻醉作用，主要作用于中枢神经系统，并能损害肝、肾。急性中毒多为吸入其蒸气所致。

（三）病情判断

吸入氯甲烷蒸气潜伏期为数分钟至数小时，偶见有在症状消失后2~3周出现迟发症状者。

1. 轻度中毒者

轻度中毒者可有头痛、恶心、呕吐、视力模糊、步态蹒跚、精神紊乱等。

2. 重度中毒者

重度中毒者出现抽搐、肌肉震颤、谵妄、烦躁不安、视力障碍、血压升高、昏迷，甚至因呼吸中枢麻痹而死亡。部分患者可有肺水肿及肝、肾的损害。

（四）现场处置

（1）迅速将中毒者移离中毒现场至空气新鲜处。

（2）让其静卧、保暖，保持呼吸道通畅。

（3）给予较高流量的氧气吸入直至患者呼出气中无酮味。

（4）呼吸和心搏骤停者，应立即施行人工呼吸和体外心脏按压术。

（5）对症治疗：①静脉滴注 10％葡萄糖溶液 500～1 000 ml，以促进毒物的排泄；②大剂量补充 B 族维生素、维生素 C，必要时可给能量合剂。

（五）注意事项

（1）急性中毒者经治疗病情好转后，仍须密切观察 1 个月以上。

（2）抽搐及镇静处理，禁用水合氯醛类药物，以防加重肝损害。

（3）禁用肾上腺素。

十九、甲醇

（一）理化特性

甲醇（CH_3OH）又名木醇、木精，为无色似乙醇味的易挥发液体。

（二）中毒特点

主要经呼吸道吸入，其次经皮肤和消化道侵入人体。在体内氧化成甲醛和甲酸；甲醛对视网膜细胞具有特殊的毒性作用，甲酸则可导致酸中毒。其毒性作用主要是导致中枢神经系统麻醉、视神经和视网膜损害及代谢性酸中毒等。

（三）病情判断

1. 接触后的潜伏期

无论吸入、口服或经皮肤吸收的甲醇中毒，一般均有 12～24 h的潜伏期，少数长达 2～3 d。口服纯甲醇中毒症状出现较快，最短者仅40 min；如同时饮酒，潜伏期可延长。

2. 中枢神经系统损害者

中枢神经系统受损害表现有头痛、眩晕、无力、嗜睡和意识不清等。重者出现昏迷和癫痫样抽搐；少数严重口服中毒者在急性期或恢复期可有锥体外系损害的症状或帕金森综合征束损害症状；有的有发音和吞咽困难及锥体束损害症状。

3. 眼部接触者

眼部接触最初表现为眼前出现黑影、飞雪感、闪光感，视物模糊，眼球疼痛，畏光、幻视等；重者视力急剧下降，甚至失明。检查可见瞳孔扩大，瞳孔对光反射减弱或消失，少数患者瞳孔缩小。

4. 吸入中毒者

吸入甲醇可出现眼睛和上呼吸道刺激症状。

5. 口服中毒者

口服甲醇消化道症状明显，恶心、呕吐和上腹部疼痛较多见，并发急性胰腺炎的比例较高，少数可有肝脏病变。

6. 其他损害

少数患者可伴有心脏损害，心电图示 S－T 段和 T 波改变、室性期前收缩，有的可发生心搏骤停。部分患者可出现急性肾衰竭。

（四）现场处置

（1）迅速将中毒者移离中毒场所；脱去受污染的衣服，受污染皮肤和眼睛可用清水和 2％碳酸氢钠溶液清洗。经口中毒者应立即用1％碳酸氢钠溶液彻底洗胃并催吐，导泻可用硫酸钠。

（2）令中毒者镇静、保暖及保持其呼吸道通畅，必要时给氧。

（3）用纱布遮盖中毒者两眼，避免光刺激。

（4）在抢救全身中毒者时，要注意眼科情况，防治眼部病变。

（5）对症治疗应在医院进行。

二十、苯胺

（一）理化特性

苯胺（$C_6H_5NH_2$）为有特殊臭味的油状液体，暴露于空气或日光下变成棕色，室温下可挥发。

（二）中毒特点

苯胺经呼吸道及皮肤进入人体，主要引起高铁血红蛋白血症，有溶血作用，对肾脏、肝脏及中枢神经系统也有一定损害作用。

（三）病情判断

参见苯的氨基及硝基化合物中毒的病情判断。

（四）现场处置

参见苯的氨基及硝基化合物中毒的现场处置。

（五）注意事项

苯胺中毒者忌用促进高铁血红蛋白形成的退热镇痛药，如非那西丁、复方阿司匹林等；忌用水合氯醛、苯巴比妥（鲁米那）、异戊巴比妥（阿密妥）等镇静剂，否则可使病情加重及恶化。饮酒可使病情加重。

二十一、四氯化碳

（一）理化特性

四氯化碳（CCl_4）又名四氯甲烷，为无色透明油状液体，易挥发。遇火、高热物质及强烈的紫外线可形成光气，毒性增强。

（二）中毒特点

四氯化碳主要经呼吸道侵入人体，经口和皮肤次之。高浓度吸入时首先是中枢神经系统受累，随后累及肝、肾；低浓度接触则主要表现为肝、肾等实质脏器受损。饮酒可加重中毒症状。

（三）病情判断

1. 吸入性中毒者

接触较高浓度四氯化碳蒸气，可出现眼、鼻、咽喉及上消化道刺激症状，脱离接触后，即较快好转。随着毒物吸收，可较快出现中枢神经系统抑制和胃肠道刺激症状，表现为头痛、眩晕、抑郁、精神恍惚、恶心、呕吐、腹痛，腹泻等症，数小时至2～4 d后即可出现肝、肾的损害症状，食欲明显下降，有发热、肝区疼痛、肝大伴压痛，出现黄疸和（或）水肿、血压升高等。严重者可发生急性重型肝炎，出现腹水、肝性脑病和（或）尿少、尿闭等急性尿毒症表现。有的还可发生急性肺水肿、心律失常或视野缩小、肢体感觉障碍甚至肢体瘫痪等。

2. 短时间极高浓度吸入者

短时间极高浓度（$>300 \text{ g/m}^3$）吸入四氯化碳蒸气引起的中毒，可在几分钟内立即出现抽搐、昏迷，或因心室颤动、呼吸麻痹而迅速死亡。

3. 口服中毒者

中毒者的症状与吸入性中毒类似，肝脏及消化道症状更加明显。

（四）现场处置

（1）迅速将中毒者移离中毒现场；脱去受污染的衣服，用大量清水冲洗受污染皮肤。经口中毒者应立即用大量生理盐水彻底洗胃并催吐。

（2）使中毒者静卧，保持其呼吸道通畅并给予吸氧，必要时进行人工呼吸。

（3）支持疗法：①给予高糖、高蛋白、低脂肪饮食。②补液促进毒物排泄，可用10％葡萄糖溶液1 000 ml加维生素 C 2～3 g，每日进行静脉滴注。③采用静脉滴注能量合剂。④早期应用巯基药物，如口服蛋氨酸和半胱氨酸，肌肉注射或静脉注射还原型谷胱甘肽 300 ～600 mg，每日 1～2 次。

（4）对症治疗。早期、足量、短程应用糖皮质激素，其是治疗本病的主要药物。

（五）注意事项

1. 对有心室纤颤者的抢救

因四氯化碳可增加心肌对肾上腺素敏感性，引起严重心律失常，因此禁用肾上腺素、去甲肾上腺素、麻黄碱。

2. 对有肺水肿者的抢救

肺水肿的发生从吸入四氯化碳至发病的潜伏期一般为1～3 d，也有短至数分钟者。对有肺水肿者的抢救忌用吗啡及巴比妥类药物。

二十二、溴甲烷

（一）理化特性

溴甲烷（CH_3Br）又名甲基溴，是无色、易挥发的气体，在 4 ℃时凝结成透明液体。难溶于水，易溶于有机溶剂。主要用作杀虫剂和化工原料。

（二）中毒特点

中毒的主要途径为呼吸道和皮肤。具刺激性，是一种强烈的神经毒物，可损害神经、肺、肾及皮肤黏膜。

（三）病情判断

1. 观察对象

接触溴甲烷可出现眼部及上呼吸道刺激症状，或有头晕、乏力、恶心等神经系统症状，但症状较少，程度较轻；脱离接触后

24 h内好转。皮肤接触本品后出现单纯冻伤性水疱。

2. 轻度中毒者

轻度中毒者出现明显的头痛、头晕、乏力、视力模糊、食欲不振、恶心、呕吐、咳嗽、胸闷等症状，同时有嗜睡、步态蹒跚、言语不清或复视症状，或有轻度呼吸困难，肺部闻少量干湿啰音。

3. 重度中毒者

除轻度中毒表现外，重度中毒者还同时有中毒性神经系统损害，包括出现脑水肿，如昏迷、抽搐或癫痫持续状态，小脑共济失调，或有谵妄等中毒性精神障碍，或有化学性肺水肿、肾衰竭，甚至休克。

4. 极高浓度吸入者

吸入极高浓度溴甲烷可在数小时内突然出现剧烈呕吐、头晕、眼睑和面部肌肉抽动，甚至发生惊厥、昏迷、肺水肿、心律失常、周围循环衰竭、急性肾衰竭。病情进展十分迅速，可在24 h内死亡。

5. 皮肤损害者

皮肤接触溴甲烷液体后有烧灼感，数小时内出现红斑、水疱，逐渐融合成大疱。

（四）现场处置

（1）立即将中毒者移离中毒现场至空气新鲜处；脱去受污染的衣服，受污染皮肤可用2%碳酸氢钠或肥皂水清洗。皮肤有灼伤时，用2%鞣酸溶液清洗并敷包。

（2）误服者应立即用2%碳酸氢钠溶液充分洗胃，然后灌入30 g活性炭吸附毒物。

（3）使中毒者镇静、保暖、保持呼吸道通畅，让中毒者吸氧。

（4）凡明确接触过本品者，虽然当时症状不明显，但也应密切观察24~48 h，以便早期发现病情变化，并给予及时处理。

（5）呼吸和心搏骤停者应立即施行人工呼吸和体外心脏按压术。

（6）对此毒物目前无特殊解毒药，可试用巯基类解毒剂，如二巯基丙磺酸钠、谷胱甘肽等。

（7）实施支持疗法和对症治疗。

二十三、甲醛

（一）理化特性

甲醛（HCHO）又名蚁醛，常温下为无色有辛辣刺激性气味的气体。其40％的水溶液称为甲醛溶液，又称福尔马林溶液。易溶于水，在空气中可被氧化成甲酸，为原浆毒物。

（二）中毒特点

吸入甲醛主要发生支气管和肺部损害。

（三）病情判断

1. 刺激反应者

接触甲醛表现为一过性眼和上呼吸道刺激症状，肺部可无阳性体征，X线胸片无异常表现。

2. 轻度中毒者

轻度中毒者有视物模糊、头晕、头痛、乏力等全身症状，可见结膜、咽部明显充血，肺部可闻呼吸音粗糙或干啰音。X线胸片显示支气管炎或支气管周围炎征象。

3. 中度中毒者

中度中毒者可出现持续咳嗽、声音嘶哑、胸痛、呼吸困难，肺部闻及散在干湿啰音，可伴有体温升高。X线胸片显示间质性肺水肿或支气管肺炎征象。

4. 重度中毒者

重度中毒者可出现喉水肿及窒息，或肺泡性肺水肿，或昏迷、休克。

5. 过敏体质接触者

个别高度敏感者可有哮喘样发作或出现荨麻疹。

6. 眼接触者

甲醛液体溅入眼内可引起眼灼伤。

7. 皮肤接触者

甲醛对皮肤具有刺激性，可引起变应性接触性皮炎。

（四）现场处置

（1）使中毒者迅速离开现场，静卧、保暖，必要时吸氧。

（2）短期内吸入较高浓度甲醛蒸气者，应至少观察 24 h，避免活动。

（3）皮肤黏膜接触者，先用大量清水冲洗，再用肥皂水或 2% 碳酸氢钠溶液洗涤。

二十四、苯肼

（一）理化特性

苯肼（$C_6H_5NHNH_2$）系无色、有芳香味的油状液体。

（二）中毒特点

这是一类经呼吸道及皮肤吸收中毒，以血液系统损害为主的毒物，对红细胞有直接的溶血作用，会导致高铁血红蛋白血症。

（三）病情判断

1. 吸入蒸气中毒者

吸入苯肼会出现头痛、头晕、疲乏、无力、食欲减退、腹痛、腹泻；严重者表现为溶血性贫血，并可出现黄疸、呼吸急促、眼花、发绀。

2. 皮肤接触者

苯肼对皮肤有刺激和致敏作用，可引起湿疹样皮炎；严重者发生水疱。溅入眼内可致角膜损伤。

（四）现场处置

（1）将中毒者移至空气新鲜处；脱去受污染衣服，受污染皮肤立即用清水冲洗，亦可用 2% 醋酸、乙醇或乙醚溶液等清洗。

（2）对中毒者给予吸氧。

（3）现场处理后立即送医院治疗。

二十五、丙烯酰胺

（一）理化特性

丙烯酰胺（C_3H_5NO）为白色固体，溶于水。

（二）中毒特点

丙烯酰胺属中等毒性毒物，可经皮肤、呼吸道和消化道侵入机体。神经系统毒作用明显，对眼和皮肤有刺激性。

（三）病情判断

1. 急性中毒者

急性中毒者可出现头痛、头晕、乏力、失眠或嗜睡；对神经系统的损害为轻症者出现周围神经病，如四肢麻木、感觉异常、抽搐、肌肉疼痛、持物不稳等；重症者常先出现小脑机能障碍，如震颤、步态不稳、言语含糊不清、指鼻试验不准、共济失调等。

2. 皮肤接触者

直接接触时局部皮肤出现多汗、湿冷、脱皮、红斑等症状。

（四）现场处置

（1）使中毒者和毒物脱离接触，受污染皮肤和眼用清水冲洗。经口中毒者应催吐、洗胃。

（2）对症治疗：①多发性神经病可用大剂量 B 族维生素、丙硫硫胺、呋喃硫胺等。②肌无力者可用加兰他敏、地巴唑等。③早期可使用糖皮质激素和能量合剂。

二十六、五氯酚

（一）理化特性

五氯酚（C_6Cl_5OH）的纯品呈白色针状结晶；与氢氧化钠形

成易溶于水的五氯酚钠，呈浅黄色鳞片状，有臭味。

（二）中毒特点

五氯酚和五氯酚钠可经皮肤、呼吸道和消化道侵入机体，引起基础代谢异常亢进所致的全身性疾病，并可致肺、心、肝、肾损害。

（三）病情判断

1. 观察对象

有密切接触史，并出现头晕、头痛、多汗、下肢无力等症状者。

2. 轻度中毒者

轻度中毒者上述症状加重，并出现发热、烦躁、心悸、气急或伴有恶心、呕吐、腹痛等症状。

3. 重度中毒者

重度中毒者出现高热，全身大汗淋漓，极度疲乏无力，烦躁不安，甚至昏迷、抽搐，或有明显的心、肝、肾损害，或出现严重的成人呼吸窘迫综合征。

4. 皮肤接触者

皮肤接触部位可有灼痛、红斑、发痒、起疱等，皮肤可变为棕色；脱离毒物数日后会脱皮，自愈。

（四）现场处置

（1）立即停止接触，脱离染毒环境，应密切观察至少24 h。

（2）立即脱去受污染衣服，用水和肥皂水清洗受污染皮肤。经口中毒者用生理盐水彻底洗胃并催吐，然后导泻。

（3）密切注意患者意识与体温的变化。

（4）早期对症治疗十分重要，尤其是发热者，不要等到高热出现时再采取各种降温措施。物理降温，可用多个冰袋置于中毒者身体及头部周围，或用湿被单裹身，并以风扇吹风散热；亦可用冷盐水灌肠降温，有条件者应在空调室内抢救。药物降温，可用氯丙嗪和盐酸异丙嗪（非那根）各 $25\sim50$ mg加入 10% 葡萄糖溶液500 ml中做静脉滴注。必要时 $2\sim4$ h后反复应用。

（五）注意事项

（1）禁用阿托品。该药可抑制出汗，影响散热，加速体温上升，促使病情恶化。

（2）禁用巴比妥类药物，此类药物对五氯酚有增毒作用。

（3）实施物理降温或冬眠疗法，使患者体温保持在 $36\sim37$ ℃。

二十七、乙醛

（一）理化特性

乙醛（CH_3CHO）为具有刺激气味的无色液体，易挥发，易溶于水和有机溶剂。

（二）中毒特点

乙醛属低毒类毒物，可经呼吸道和消化道侵入机体。对黏膜和皮肤有刺激作用。

（三）病情判断

1. 轻症者

轻症者可有眼、鼻、上呼吸道刺激症状。

2. 重症者

重症者可出现头痛、嗜睡、意识不清以及支气管炎、肺水肿等。

3. 误服者

误服乙醛可引起恶心、呕吐、腹泻，并可出现肝、肾、心肌损害，甚至呼吸衰竭。

（四）现场处置

（1）迅速将中毒者移离中毒现场。经口中毒者立即催吐，并用 2% 碳酸氢钠溶液或活性炭洗胃。

（2）对症治疗。

二十八、吡啶

（一）理化特性

吡啶（C_5H_5N）又名吖嗪，为无色而有特异臭味的液体，混溶于水、醇、醚和氯仿。

（二）中毒特点

吡啶的蒸气对呼吸道有强烈刺激作用，对中枢神经系统有麻醉作用，经口中毒还可致肝、肾损害。

（三）病情判断

1. 吸入中毒者

吸入吡啶后表现为眼和上呼吸道刺激症状，并有口苦、咽干、颜面潮红、头胀、眩晕、心悸、呼吸困难、恶心、呕吐等表现；病情危重时可出现意识模糊、大小便失禁、强直性抽搐昏迷、休克等。少数患者还会出现以精神症状为主的表现。

2. 误服中毒者

误服吡啶与吸入中毒表现相似，但眼和上呼吸道刺激症状不明显，胃肠道症状较明显，严重者可有肝肾损害。

3. 皮肤接触者

吡啶对皮肤有刺激作用，可引起灼痛、脱脂、湿疹样皮炎。

4. 眼接触者

眼接触吡啶液体可引起灼伤。

（四）现场处置

（1）迅速将中毒者移离中毒现场；脱去受污染衣服，用大量清水冲洗受污皮肤。经口中毒者，尽速服用大量生理盐水，并指压舌根催吐，有条件者可用生理盐水彻底洗胃。

（2）对呼吸困难者，立即给予吸氧；有呼吸抑制者给予中枢呼吸兴奋剂；有抽搐者可用镇静剂；昏迷者可用高压氧治疗。

（3）实施支持疗法，对症治疗。

二十九、环氧乙烷

（一）理化特性

环氧乙烷 $[(CH_2)_2O]$ 为无色具有醚样气味的液体或气体。

（二）中毒特点

环氧乙烷对人体具有刺激性，可经呼吸道和皮肤吸收，是一种神经系统抑制剂和原浆毒物。

（三）病情判断

1. 轻症者

轻症者可有流泪、咽痛、咳嗽、胸闷、心悸、头晕、头痛、乏力、四肢麻木、睡眠障碍及恶心、呕吐、食欲减退等症状。

2. 重症者

除了上述症状加重，重症者还可出现神经系统和心血管损害。神经系统损害症状有头痛、多汗、四肢感觉减退、手足无力、全身肌束颤动、共济失调、步态不稳、言语障碍及不同程度的意识障碍。还可致心血管损害，出现心动过速、心律不齐、血压波动或偏低、心悸、胸闷、心前区疼痛、乏力，稍活动即气急症状。心电图显示 T 波低平或倒置，S-T 段压低，房室传导阻滞或室内传导阻滞等。个别患者有肝脏损害。

3. 皮肤接触者

皮肤接触环氧乙烷可发生红肿，有时有水疱形成；接触高浓度环氧乙烷可造成冻伤。

4. 眼接触者

环氧乙烷蒸气对眼有刺激作用，甚至出现角膜损害。

（四）现场处置

（1）迅速将中毒者移离中毒现场；脱去受污染衣服，可用大量清水彻底冲洗受污染皮肤。

（2）对中毒者立即给氧。

（3）对症治疗。

三十、碘甲烷

（一）理化特性

碘甲烷（CH_3I）又名甲基碘，为无色有甜味的酸性透明液体，暴露于空气中或曝光下析出游离碘而呈黄色至棕色。

（二）中毒特点

碘甲烷对中枢神经系统有一定抑制作用，对皮肤黏膜有刺激作用。可经呼吸道和皮肤吸收中毒。

（三）病情判断

1. 全身性中毒者

此类中毒以神经系统，特别是中枢神经系统症状较为突出，以头晕、头痛、酩酊感为常见，一般经 $12 \sim 36$ h 症状加重或突然恶化，出现表情淡漠、定向障碍或发生幻觉、抽搐、瘫痪，甚至出现脑水肿、昏迷，常合并代谢性酸中毒。

2. 皮肤接触者

皮肤被碘甲烷液体和蒸气污染后，可有潮红、水肿、局部烧灼麻木感，并有水疱、丘疹。

（四）现场处置

（1）使中毒者迅速脱离中毒现场至空气新鲜处，必要时给予吸氧。

（2）迅速用大量流动清水冲洗受污染的皮肤 $20 \sim 30$ min。皮肤灼伤按热灼伤处理。

（3）对症治疗。

三十一、乙酸

（一）理化特性

乙酸（CH_3COOH）又名醋酸，为无色、有刺激性气味的液体。

（二）中毒特点

对皮肤黏膜有强烈刺激作用，偶见皮肤过敏反应。

（三）病情判断

1. 黏膜刺激征

黏膜受乙酸刺激会出现流涕、流泪、喷嚏、结膜炎、咳嗽、胸闷等症状，浓度高时引起喉痉挛和化学性肺炎等。误服浓乙酸后可致消化道黏膜腐蚀，严重者可因休克致死。

2. 皮肤刺激征

乙酸对皮肤有直接刺激作用，可引起过敏性皮炎和皮肤灼伤。

（四）现场处置

参见急性甲酸中毒的现场处置。

三十二、沥青

（一）理化特性

沥青是由不同分子量的碳氢化合物及其非金属衍生物组成的黑褐色复杂混合物，呈液态、半固态或固态，是一种防水、防潮、防腐的有机胶凝材料，主要分为煤焦沥青、石油沥青和天然沥青三种。煤焦沥青加热到260 ℃ 5 h后，所含蒽、菲、芘等成分就会挥发出来。石油沥青在生产过程中曾经蒸馏至400 ℃以上，因而所含挥发成分甚少，但仍可能有高分子的碳氢化合物未经挥发出来，这些物质或多或少对人体健康有害。天然沥青储藏在地下，有的形成矿层或在地壳表面堆积，这种沥青大都经过天然蒸发、氧化，一般已不含有任何毒素。

（二）中毒特点

沥青中毒多为在生产、使用或运输过程中吸入其蒸气、粉尘或皮肤接触时间较长而中毒。

（三）病情判断

有接触沥青史，常出现以下症状者。

1. 皮肤接触者

暴露的皮肤有红肿、水疱、糜烂、刺痛、渗出液；若有日照严重过敏者皮肤损伤较甚。

2. 眼睛接触者

可出现结膜充血、流泪、怕光，有异物感。

3. 接触中毒者

可出现消化系统症状，如口干渴、恶心、呕吐、腹痛等；呼吸系统症状，如胸闷、气急、咳嗽、哮喘；泌尿系统症状，如蛋白尿、血尿；其他症状，如发热、血压下降、意识障碍、黄疸。

（四）现场处置

（1）使中毒者脱离中毒现场，用温水彻底冲洗身体。

（2）避免阳光照射。

（3）每次口服维生素 C 100 mg，每日 3 次。

（4）对症处理。

三十三、对甲苯胺

（一）理化特性

对甲苯胺（$CH_3C_6H_4NH_2$）呈叶片状；其异构体邻甲苯胺为无色液体，2-甲基-氯苯胺（$CH_3C_6H_3ClNH_2$）为白色固体。

（二）中毒特点

这类毒物能经呼吸道和皮肤侵入机体，引起高铁血红蛋白血症及出血性膀胱炎。

（三）病情判断

1. 高铁血红蛋白血症

该症可表现为头昏、头痛、乏力、面色苍白、心悸，口唇、耳郭及指（趾）甲甚至舌尖青紫、心率增快等，严重者可出现溶血性贫血、肝脏肿大及肝功能异常。

2. 出血性膀胱炎

这类毒物可引起出血性膀胱炎，表现为发热、尿频、尿急、尿痛、腰酸、酱油样或洗肉水样尿。

（四）现场处置

参见苯的氨基及硝基化合物中毒的现场处置。

三十四、异丙醇

（一）理化特性

异丙醇（$CH_3CHOHCH_3$）为无色挥发性液体，有乙醇样气味。本品的麻醉作用较乙醇大。

（二）中毒特点

异丙醇可经呼吸道、消化道侵入机体。皮肤接触可引起过敏性皮炎。

（三）病情判断

1. 吸入中毒者

吸入异丙醇可立即出现眼、鼻、喉部轻度刺激症状，出现结膜炎、流泪、畏光、鼻黏膜水肿及分泌物增加等。严重者可引起支气管炎和中枢神经系统麻醉症状。

2. 经口中毒者

误服异丙醇可引起流涎、面红、胃黏膜刺激、头痛、呕吐、低血压、昏迷和休克。

3. 皮肤接触者

皮肤直接接触异丙醇可引起皮炎。

（四）现场处置

异丙醇中毒现场处置与乙醇类似，主要采用对症治疗。

三十五、环己酮

（一）毒物特性

环己酮 $[(CH_2)_5CO]$ 为无色低挥发性液体，带有酮类气味。

（二）中毒特点

环己酮可经皮肤吸收。由于有强烈的臭味和挥发性低，经呼吸道吸入而中毒者不多见。

（三）病情判断

1. 轻症者

轻症者仅表现为黏膜刺激症状，如流泪、结膜充血等；溅入眼内者可引起角膜溃疡。

2. 重症者

高浓度接触者可出现意识障碍，甚至引起呼吸衰竭；大剂量摄入者还可引起肝肾损害。

（四）现场处置

（1）迅速将中毒者移离中毒现场；脱去受污染的衣服，用清水彻底冲洗受污染眼睛和皮肤。口服中毒者应及时催吐、洗胃以减少毒物吸收。

（2）对症治疗。

三十六、苯

（一）理化特性

苯 (C_6H_6) 为无色具芳香味的液体，常温下易挥发。

（二）中毒特点

苯可经呼吸道吸入，皮肤吸收甚微。主要蓄积于含脂肪较多的组织器官。急性中毒以中枢神经系统麻醉为主。

（三）病情判断

1. 黏膜刺激症者

接触高浓度苯蒸气，多数先出现轻度黏膜刺激症状，如双眼怕光、流泪、视物模糊及咽痛、咳嗽、胸闷、憋气等。一般若及时脱离中毒现场，上述症状多能在短时间内消失。

2. 急性轻度中毒者

急性轻度苯中毒主要表现为兴奋后呈酒醉状态，如头晕、头痛、恶心、呕吐、步态蹒跚，可伴有黏膜刺激症状。

3. 急性重度中毒者

急性重度苯中毒可出现烦躁不安、意识模糊、昏迷、抽搐、血压下降，甚至呼吸和循环衰竭。

（四）现场处置

（1）立即将中毒者移至空气新鲜处；脱去受污染衣服，用水彻底冲洗受污染的皮肤和眼睛，并注意使其保暖。

（2）给予患者吸氧；有呼吸和心搏骤停者，立即施行人工呼吸和体外心脏按压术，直至送达医院。

（3）误服中毒者应及时用0.5％活性炭悬液或1％～5％碳酸氢钠溶液洗胃，然后用硫酸镁或芒硝导泻，忌用植物油。

（4）可用10％葡萄糖溶液500 ml、维生素 C 2～3 g静脉滴注，以辅助解毒。

（五）注意事项

（1）中毒者有循环系统衰竭时，忌用肾上腺素，以防引起心室纤维颤动。

（2）密切观察中毒者的神态、瞳孔、呼吸、脉搏、血压等。

三十七、对苯二酚

（一）理化特性

对苯二酚 $[C_6H_4(OH)_2]$ 又称氢醌，为具有甜味的固体。

（二）中毒特点

毒性表现与苯酚相似，但毒性较苯酚大。

（三）病情判断

1. 急性中毒者

急性中毒者表现为头痛、头晕、耳鸣、言语障碍、面色苍白、口唇及指（趾）甲等青紫、恶心、呕吐、呼吸困难。

2. 病情危重者

病情危重者可出现震颤、肌肉抽搐、谵妄、虚脱及溶血性贫血等。

（四）现场处置

参见急性苯酚中毒的现场处置。

三十八、异丙醚

（一）理化特性

异丙醚 $[(CH_3)_2CHOCH(CH_3)_2]$ 为无色可燃液体，气味类似乙醚和樟脑混合的气味。

（二）中毒特点

异丙醚主要经呼吸道吸入，具有麻醉和黏膜刺激作用，尤其是麻醉作用较乙醚大。

（三）病情判断

异丙醚中毒者主要呈麻醉症状，高浓度吸入时还可出现眼和呼吸道刺激症状。

（四）现场处置

（1）迅速将中毒者移离中毒现场。

（2）使中毒者静卧、保暖，必要时给予吸氧。

（3）对症治疗。

三十九、正己烷

（一）理化特性

正己烷（C_6H_{14}）常态下为微有异臭的液体，几乎不溶于水，溶于乙醚和醇。商品正己烷常含有一定量的苯和其他烃类。属低毒类化合物。

（二）中毒特点

正己烷中毒多为呼吸道吸入而致，具有麻醉和刺激作用。接触时间较长时，可引起多发性神经病。

（三）病情判断

较长时间接触浓度达 $4.6 \sim 4.9 \, g/m^3$ 的正己烷，即有头晕、头痛、恶心及眼和呼吸道黏膜刺激症状，如眼结膜充血、流泪、咽充血、咳嗽等；继之可出现多发性神经病的各种典型表现，如四肢显著无力、感觉减退等。

（四）现场处置

（1）迅速将中毒者移离中毒现场至空气新鲜处。

（2）保持中毒者呼吸道通畅，并给予吸氧。

（3）对症治疗。

四十、萘

（一）理化特性

萘（$C_{10}H_8$）又称焦油樟脑，呈有光泽的鳞片状粉末。属低毒类化合物。

（二）中毒特点

萘可经呼吸道和消化道侵入机体。高浓度摄入时可致溶血性贫血、肝肾损害以及视神经炎和晶体浑浊。

（三）病情判断

1. 轻症者

轻症者可有头痛、头晕、无力、精神萎靡、流泪、咳嗽、胸闷、多汗、恶心、呕吐、食欲减退及角膜表面浑浊，甚至视神经炎和视网膜炎。

2. 重症者

重症者可有腹痛或腹泻，继之出现寒战、发热、黄疸、贫血、尿色呈酱油状、溶血、急性肾衰竭和急性重型肝炎，甚至惊厥、昏迷等。

3. 皮肤接触者

皮肤接触萘可引起皮炎。

（四）现场处置

（1）迅速将中毒者移离中毒现场。经口中毒者可用大量生理盐水洗胃并催吐。皮肤污染者用大量清水冲洗。

（2）保持中毒者呼吸道通畅并给予吸氧。

（3）早期积极防治溶血、急性肾衰竭、急性重型肝炎及中毒性脑水肿。视神经损害给予维生素及激素治疗。

（4）对中毒者的处置忌用油脂类及酒精。

四十一、正丁基吡咯烷

（一）理化特性

正丁基吡咯烷（$C_8H_{17}N$）又名正丁基四氢吡咯，为无色至微黄色碱性液体，有浓氨味，易燃。

（二）中毒特点

正丁基吡咯烷主要作用于中枢神经系统，对局部有刺激作用。

可经呼吸道及皮肤吸收中毒，属中等毒类化合物。

（三）病情判断

大量高浓度接触正丁基吡咯烷可出现头晕、恶心、口干、发热等；重症者出现呼吸抑制、阵发性抽搐、昏迷，心电图可出现窦性心动过缓和不齐等。肝肾功能可无明显损害。接触部位可有水疱等皮肤刺激反应。

（四）现场处置

（1）迅速将中毒者移离现场至空气新鲜处，必要时给予吸氧或施行人工呼吸。

（2）皮肤污染时应用清水或 1%～3% 硼酸溶液彻底冲洗。

（3）对症治疗。

四十二、三硝基甲苯

（一）理化特性

三硝基甲苯 [$C_6H_2CH_3(NO_2)_3$]，有 6 种异构体。其中 2,4,6-三硝基甲苯即 TNT，是微黄色结晶形固体。

（二）中毒特点

三硝基甲苯可通过皮肤黏膜、呼吸道及消化道侵入机体，在血液中迅速分解成多种酚类物质，其中邻氨基苯酚和对氨基苯酚均系高铁血红蛋白形成剂。急性中毒时，毒物直接作用于中枢神经系统和心血管系统，患者可发生中毒性休克、中毒性肝病，严重者可发展成急性黄色肝萎缩等。属中等毒类化合物。

（三）病情判断

1. 轻症者

轻症者表现为头痛、头晕、中毒性肝病，全身无力及恶心、呕吐、食欲不振、上腹部不规则疼痛等。严重时可有"三硝基甲苯面容"，即耳郭、口唇显著青紫，颜面极度苍白。还可有接触性皮炎及支气管炎。

2. 重症者

重症者可发生溶血性贫血，甚至中毒性休克和急性或亚急性重型肝炎，也可有心脏、肾脏的损害。

（四）现场处置

（1）迅速将中毒者移至空气新鲜处；脱去受污染衣服，对受污染皮肤可用微温肥皂水彻底冲洗，对受污染眼部可用生理盐水冲洗。

（2）视病情可持续或间断性鼻导管给氧；呼吸和心搏骤停者应立即施行人工呼吸和体外心脏按压术直至送达医院。

（3）特殊治疗及对症治疗应在医院进行。

四十三、醌

（一）理化特性

醌（$C_6H_4O_2$）又名苯醌，为黄色单斜菱形结晶体。湿热时迅速升华，溶于热水、酒精、乙醚和碱类。本品是制备还原染料对苯二酚和合成茜素红染料的主要原料和中间体，是一种活泼的氧化剂。

（二）中毒特点

大量吸入醌可发生高铁血红蛋白血症。

（三）病情判断

1. 急性中毒者

急性中毒者口唇周围出现青紫；中毒加重时，青紫波及鼻、耳垂、指端处。随着血中高铁血红蛋白增加，患者可出现耳鸣、恶心、眩晕、头痛、倦乏无力、手足麻木、呼吸困难等。

2. 皮肤接触者

醌对皮肤有强烈刺激性，接触后可引起接触性皮炎，局部有色素减退、红斑、肿胀、丘疹和水疱。

3. 眼接触者

醌的蒸气能致眼损伤，引起结膜炎、视力障碍、角膜损伤等。

（四）现场处置

（1）将中毒者移至新鲜空气处；立即脱去受污染衣服，受污染皮肤用 75％酒精、温肥皂水或苏打水反复清洗。

（2）眼部受污染立即用大量流动水冲洗。

（3）给中毒者吸入氧气。

（4）对轻症者，用大剂量维生素 C 2 ～3 g加入 25％葡萄糖溶液20 ml静脉推注。

（5）对重症者，用亚甲蓝 40 ～60 mg加入 25％葡萄糖溶液20 ml缓慢静脉注射；必要时可重复使用。

（五）注意事项

忌用能促进高铁血红蛋白形成的药物，如乙酰苯胺、非那西丁、复方阿司匹林等。

四十四、1,2‑二氯乙烷

（一）理化特性

1,2‑二氯乙烷（CH_2ClCH_2Cl）又名氯化乙烯，为无色液体，易挥发，具有氯仿气味，微溶于水，易溶于乙醇、乙醚及汽油等有机溶剂。工业用二氯乙烷有两种异构体，即常用的对称异构体（$ClCH_2CH_2Cl$）和不常用的不对称异构体（CH_3CHCl_2）。前者属高毒类化合物，后者属微毒类化合物。

（二）中毒特点

本品对黏膜和呼吸道具有刺激作用，有抑制中枢神经系统的作用，并引起肝肾损害。主要经呼吸道侵入机体，偶见误服引起中毒者。

（三）病情判断

1. 观察对象

接触较高浓度该物质后，出现头晕、头痛、乏力等中枢神经系统症状，可伴眼及上呼吸道刺激症状；脱离接触后短时间即症状消失者。

2. 轻度中毒者

除上述症状加重外，轻度中毒者出现步态蹒跚，或轻度意识障碍，可伴有恶心、呕吐，或有轻度中毒性肝病，或中毒性肾病。

3. 重度中毒者

除上述症状更加严重外，重度中毒者出现中度或重度意识障碍，或抽搐，或小脑功能障碍，如共济失调等，或有中度或重度中毒性肝病。

（四）现场处置

（1）迅速将中毒者移离中毒现场；脱去受污染衣服，用肥皂和水清洗受污染皮肤。经口中毒者，立即用清水或5%硫代硫酸钠溶液彻底洗胃，或催吐和导泻。

（2）使中毒者静卧，保暖及吸氧。

（3）呼吸和心搏骤停者，立即施行人工呼吸和体外心脏按压术。

（4）对症治疗，以防治中毒性脑病为重点。

（5）注意事项：对循环衰竭的处理禁用肾上腺素。

四十五、磷酸三邻甲苯酯

（一）理化特性

磷酸三邻甲苯酯 $[(CH_2C_6H_4)_2PO_4]$ 简称 TOCP，为不易挥发的油状液体。工业上用作增塑剂或溶剂、汽油添加剂。

（二）中毒特点

磷酸三邻甲苯酯的毒性大，不仅抑制体内假性胆碱酯酶活性，而且可抑制神经靶酯酶活性，并使其老化，从而引发迟发性神经病。常因误服或经呼吸道、皮肤吸收中毒，但病情常较轻。

（三）病情判断

1. 胃肠道症状

误食磷酸三邻甲苯酯后早期短暂出现胃肠道症状，如恶心、呕吐、腹痛、腹泻；数日内即消失。

2. 神经系统症状

接触磷酸三邻甲苯酯后 4~5 d 出现神经系统症状；多数在 6~14 d 后出现多发性神经炎症状，表现为腓肠肌痛，继而出现肢端感觉减退、四肢远端无力，特别是下肢常出现弛缓性瘫痪，部分患者出现两足下垂、腕下垂、跟腱反射消失。也有发病后 2 个月出现下肢痉挛性瘫痪者，此时病情难以恢复。

（四）现场处置

（1）脱去受污染外服，用肥皂和水彻底清洗受污染皮肤。

（2）经口中毒者迅速催吐、洗胃。

（3）有呼吸抑制者应给予吸氧、施行人工呼吸或给予呼吸兴奋剂。

（4）尽早给予患者维生素 B_1、维生素 B_2 治疗。

（5）出现下肢瘫痪者，可给予糖皮质激素、能量合剂、加兰他敏、烟酸、多种维生素等进行治疗。

四十六、苯的氨基及硝基化合物

（一）理化特性

苯或其同系物、衍生物（如甲苯、二甲苯、酚等）的环上氢原子，被氨基（—NH_2）或硝基（—NO_2）取代，即为苯的氨基或硝基化合物。

（二）中毒特点

多数此类物质蒸气压低，空气中不易达到较高浓度，因此虽可经呼吸道及消化道吸收，但大多数情况下是经皮肤侵入机体。主要引起高铁血红蛋白（MHb）血症、溶血性贫血或肝脏损害。

MHb 无运氧能力，故可致脏器及神经系统缺氧。一般认为苯的硝基化合物毒性大于苯的氨基化合物。

（三）病情判断

1. 轻度中毒者

轻度中毒者出现口唇、耳郭、舌及指（趾）甲轻度发绀，可伴有头晕、头痛、乏力、胸闷。高铁血红蛋白含量为 $10\%\sim30\%$。一般在24 h内即恢复正常。

2. 中度中毒者

具备以下任何一项者即为中度中毒：皮肤黏膜明显发绀；出现心悸、气短、食欲不振、恶心、呕吐等症状；高铁血红蛋白含量在 $30\%\sim50\%$ 之间；轻度溶血性贫血；赫恩滋小体含量可高于 20%，有化学性膀胱炎。

3. 重度中毒者

具备以下任何一项者为重度中毒：重度发绀，皮肤黏膜呈铅灰色；出现意识障碍；高铁血红蛋白含量高于 50%；严重溶血性贫血；赫恩滋小体含量可高于 50%；较严重的肝肾损害。

（四）现场处置

（1）迅速将中毒者移至空气新鲜处；脱去受污染衣服，受污染皮肤可用微温肥皂水彻底冲洗，受污染眼部可用生理盐水冲洗。

（2）视病情可持续或间断性鼻导管给氧，呼吸和心搏骤停者应立即施行人工呼吸和体外心脏按压术直至送达医院。

（3）特殊治疗及对症治疗应在医院进行。

（五）注意事项

（1）因亚甲蓝本身具有氧化作用，在体内被还原型脱氢辅酶Ⅱ还原成白色亚甲蓝，将 MHb 还原成低铁血红蛋白；因此，亚甲蓝剂量不宜过大，否则反而会促使高铁血红蛋白的形成。

（2）静脉注射亚甲蓝速度过快可引起胸闷、恶心、呕吐和血压、心肌损害等。

第六节 高分子化合物的单体及化合物急性中毒现场急救

本节将介绍 17 种高分子化合物的单体及化合物中毒现场急救方法。

一、氯丁二烯

(一) 理化特性

氯丁二烯（C_4H_5Cl）是氯丁橡胶的单体，为刺激性的无色液体，易挥发。

(二) 中毒特点

氯丁二烯主要经呼吸道吸入，也可经皮肤和胃肠道进入机体。氯丁二烯是剧烈的挥发性麻醉剂，可抑制机体内的巯基酶，使细胞酶的代谢发生障碍，引起呼吸道刺激症状及肺、肝、肾损害。对心血管系统的主要影响为血管扩张。

(三) 病情判断

1. 轻度中毒者

轻度中毒者出现头昏、头痛、乏力、四肢麻木、步态不稳或短暂的意识障碍、恶心、呕吐；流泪、咽部干痛、咳嗽、胸闷、呼吸困难；眼结膜充血，咽部充血；肺部可有散在性干湿啰音；X线胸片可有肺纹理增强。

2. 重度中毒者

除上述症状加重外，并具有下列表现之一者为重度中毒者：昏迷，癫痫样抽搐。

（四）现场处置

（1）迅速将中毒者移离中毒现场；脱去受污染的衣服，受污染眼睛和皮肤可用清水、生理盐水或2％碳酸氢钠溶液彻底冲洗。经口中毒者可用上述液体彻底洗胃后催吐。

（2）保持患者呼吸道通畅，必要时氧气吸入。

（3）对症治疗。

二、乙二醇

（一）理化特性

乙二醇（$HOCH_2CH_2OH$）为无色、无臭，具有甜味的黏稠液体，常用作防冻剂。

（二）中毒特点

乙二醇属低毒类化合物。常因污染供水系统引起口服中毒，也可经皮肤吸收。乙二醇不易挥发，故吸入中毒者较少。

（三）病情判断

1. 初期症状者

中毒初期，患者出现恶心、呕吐、肌肉酸痛、无力、头昏，渐出现意识模糊、昏迷。部分患者出现气急、发绀、呼吸困难、血压下降、代谢性酸中毒等。

2. 急性肾功能损害者

此类患者出现腰酸、蛋白尿、血尿，尿中有大量草酸钙结晶，少尿乃至无尿，出现肾衰竭。

（四）现场处置

（1）对口服中毒者催吐，及时用1％碳酸氢钠溶液洗胃。

（2）对皮肤受污染者用大量流动清水冲洗20～30 min。

（3）及时纠正酸中毒，防止急性肾脏损害，必要时及早进行血液净化治疗。

三、丙烯

（一）理化特性

丙烯（C_3H_6）在常温下为无色、无臭，稍带甜味的气体，属低毒类化合物。

（二）中毒特点

丙烯主要经呼吸道侵入机体，对心血管系统的毒性强于乙烯。

（三）病情判断

丙烯吸入后出现较强的麻醉作用，但作用消失也快。当浓度为15％时，30 min后可引起意识丧失；浓度为24％时，3 min后意识丧失；浓度为35％～40％时，吸入20 s即出现意识丧失；浓度40％以上时，仅6 s即引起恶心、呕吐和意识丧失；50％丙烯和氧气混合可引起麻醉。

（四）现场处置

同乙烯中毒的现场处置。

四、氯乙烯

（一）理化特性

氯乙烯（C_2H_3Cl）是最常用的塑料——聚氯乙烯的单体，在常温、常压下系无色气体，加压时易液化，略呈芳香气味。稍溶于水，可溶于乙醇。其热分解产物有氯化氢、光气、一氧化碳等。

（二）中毒特点

氯乙烯主要经呼吸道及皮肤侵入机体，急性中毒时主要表现为不同程度的麻醉和刺激症状。

（三）病情判断

1. 轻度中毒者

轻度中毒者除眼睛及上呼吸道刺激症状外，呈现麻醉前期症状，可有眩晕、头痛、恶心、胸闷、嗜睡、定向障碍、步态蹒跚、心率减慢及血压降低。

2. 重度中毒者

重度中毒者上述症状加重，神志不清、抽搐、持续昏迷，如抢救不及时可因衰竭而死亡。

3. 皮肤接触者

皮肤接触氯乙烯液体，可引起局部麻木，随之出现红斑、水肿，甚至局部坏死等。

（四）现场处置

（1）迅速将中毒者移离中毒现场，更换受污染衣服。液态氯乙烯污染眼和皮肤时，尽快用大量清水冲洗。

（2）使中毒者静卧保暖；保持中毒者呼吸道通畅，如解开衣领和腰带等。必要时给予吸氧。

五、丙酮氰醇

（一）理化特性

丙酮氰醇〔$(CH_3)_2C(OH)CN$〕学名为 2-甲基-2-羟基丙腈，为制造甲基丙烯酸甲酯的主要原料。为无色液体，在碱性液体中或受热时很快分解出氰基，所以毒性大。毒作用与氢氰酸相同。

（二）中毒特点

丙酮氰醇可经呼吸道、皮肤及消化道吸收；其蒸气或液体对皮肤黏膜均有刺激作用。

（三）病情判断

1. 潜伏期

丙酮氰醇急性中毒的潜伏期与接触毒物的量有关，一般接触 4～5 min 后出现症状。

2. 早期中毒者

早期中毒者有乏力、头昏、头痛、胸闷、心悸、恶心、呕吐和食欲减退等症状。

3. 大量摄入者

高浓度吸入或经皮肤大面积侵入的患者，会出现呼吸困难、昏迷、抽搐甚至死亡的情况。

（四）现场处置

参考氰化物中毒的现场处置。

六、苯乙烯

（一）理化特性

苯乙烯（C_8H_8）为聚苯乙烯及 ABS 塑料的单体，是无色、透明，具有芳香味的液体。难溶于水，易溶于有机溶剂。

（二）中毒特点

苯乙烯属于低毒类毒物，可经呼吸道、皮肤和胃肠道吸收。急性中毒主要是刺激作用和麻醉作用。

（三）病情判断

1. 较高浓度蒸气吸入者

吸入较高浓度苯乙烯可出现眼刺痛、流泪、结膜充血、流涕、咽痛、咳嗽等。严重者可出现头痛、恶心、呕吐、食欲不振、步态蹒跚等。

2. 液体溅及眼睛者

苯乙烯液体溅及眼睛可致灼伤。

（四）现场处置

（1）迅速将中毒者移离中毒现场；更换受污染的衣服，用大量清水冲洗受污染的眼部及皮肤。

（2）保持患者呼吸道通畅，并给氧吸入。

（3）对症治疗。

七、乙腈

（一）理化特性

乙腈（CH_3CN）又名甲基氰，是有芳香味的无色液体，属中等毒类。

（二）中毒特点

乙腈可经呼吸道、皮肤和消化道侵入机体。大剂量或高浓度摄入时对中枢神经系统有麻醉作用，而中低剂量及低浓度所致毒性主要是乙腈在体内释放出的氰化氢及代谢产物硫氰酸盐所致。

（三）病情判断

乙腈中毒潜伏期长短主要决定于吸入浓度，一般为 4～12 h。

1. 轻度中毒者

轻度中毒仅表现为鼻、咽部的刺激症状及无力、面色苍白、恶心、呕吐、腹痛、腹泻、胸闷、胸痛、心悸等。

2. 重度中毒者

重度中毒可有呼吸和循环衰竭，如呼吸浅、慢而不规则，血压下降，脉搏细而慢，体温下降，阵发性抽搐和昏迷等。

（四）现场处置

（1）同丙烯腈中毒的现场处置。

（2）乙腈对血管有扩张作用，亚硝酸盐会加重乙腈的降压作用，所以在选解毒剂时，宜采用 4 - 二甲基氨基苯酚与硫代硫酸钠联合应用。

八、丙炔腈

（一）理化特性

丙炔腈（C_3HN）为生产抗癌药物安西他滨（环胞苷）的中间体，常温下呈液态。

（二）中毒特点

丙炔腈能经呼吸道、皮肤和消化道侵入机体。毒性较强，高浓度时具刺激性，并因 CN^- 的作用，能抑制细胞色素氧化酶的活性，引起细胞内窒息。

（三）病情判断

1. 轻症者

轻症者吸入后即感双眼刺痛、咽痛及喉烧灼感、气急、胸闷、烦躁不安。

2. 重症者

重症者可有阵发性咳嗽，咳出粉红色泡沫样痰，两肺有广泛的湿啰音。X 线胸片显示化学性肺水肿。

（四）现场处置

（1）丙炔腈中毒现场处置同氰化物中毒的救治方法。

（2）对有化学性肺水肿者，应早期、足量、短程应用糖皮质激素及二甲硅油消泡。

（3）中性雾化液超声雾化吸入。

（4）对患者合理应用抗生素，防治肺部继发感染。

九、异氰酸酯

（一）理化特性

异氰酸酯是各种异氰酸酯的总称，大多是不易挥发的液体，有些为固体。化学性质较活泼，可与蛋白质的氨基反应；与酸作用生成酐。主要化合物有以下几种：甲苯二异氰酸酯（TDI）、二苯甲烷二异氰酸酯（MDI）、萘二异氰酸醋（NDI）、六亚甲基二异氰酸酯（HDI）。

（一）中毒特点

此类化合物对上呼吸道、眼和皮肤有不同程度的刺激作用，亦有催泪作用，此作用随着化合物的分子量增大而减弱。有些异氰酸酯可致过敏性哮喘发作。

（三）病情判断

同甲苯二异氰酸酯中毒的病情判断。

（四）现场处置

同甲苯二异氰酸酯中毒的现场处置。

十、1，3-丁二烯

（一）理化特性

1，3-丁二烯（C_4H_6）是合成橡胶的单体和原料，为无色略带蒜味的气体。

（二）中毒特点

该毒物属低毒类毒物，具有刺激和麻醉作用。该化合物中毒多见于生产性意外事故而大量吸入1，3-丁二烯所致。

（三）病情判断

1. 低浓度吸入者

低浓度1，3-丁二烯吸入可有眼和上呼吸道刺激症状，并有头晕、恶心、头痛、嗜睡、口干、胸闷和心悸等。

2. 高浓度吸入者

较高浓度1，3-丁二烯吸入，除上述症状外，还可出现中枢神经系统症状，表现为酩酊样烦躁不安，脉率、血压下降，呼吸困难，进而出现抽搐和意识丧失等。

3. 皮肤接触者

皮肤接触1，3-丁二烯液体，可致灼伤或冻伤。

（四）现场处置

（1）迅速将中毒者移离中毒现场；脱去受污染衣服，受污染的眼睛及皮肤用大量清水冲洗。

（2）保持中毒者呼吸道通畅，并给氧气吸入。

（3）对症治疗。

十一、乙烯

（一）理化特性

乙烯（C_2H_4）是很多聚合物的单体，在常温下为无色带甜味的气体。几乎不溶于水，易溶于有机溶剂。

（二）中毒特点

乙烯主要经呼吸道侵入机体，对中枢神经系统有麻醉作用，黏膜刺激症状较轻。

（三）病情判断

本品属低毒类化合物。吸入高浓度乙烯，主要表现为麻醉作用，立刻引起意识丧失，无明显兴奋期；吸入新鲜空气后，苏醒也较快。可对眼、鼻、咽喉和呼吸道黏膜产生轻微的刺激症状。吸入乙烯物质的量分数为 25％～45％ 时，可镇痛，但意识一般不受影响。皮肤接触液态乙烯可发生冻伤。

（四）现场处置

（1）迅速将中毒者移离中毒现场至空气新鲜处。

（2）保持中毒者呼吸道通畅，并给予氧气吸入。

（3）对有心跳和呼吸停止者，立即施行人工呼吸和体外心脏按压术等心肺复苏术。

（4）对有循环衰竭者，禁用肾上腺素，以防发生心室纤维颤动。

（5）改善中毒者脑组织功能，可静脉滴注能量合剂。

十二、丙烯腈

（一）理化特性

丙烯腈（C_3H_3N）为聚丙烯腈（通称人造羊毛）的单体。是无色、易燃、易挥发的液体，且有特殊杏仁气味。

（二）中毒特点

丙烯腈易经呼吸道、皮肤及胃肠道侵入体内。属高毒类化合物，毒性作用原理与氰化氢相同。对呼吸中枢有直接的麻醉作用，对皮肤有刺激作用。

（三）病情判断

丙烯腈中毒发病快，于接触后1～2 h内发病；个别病例发病较慢，在14～24 h内发病。

1. 神经系统表现

（1）轻度中毒者。表现为头晕、头痛、乏力、手足麻木、烦躁、恐惧，或出现短暂意识蒙眬。

（2）重度中毒者。可出现四肢强直性、阵发性抽搐或昏迷。

2. 呼吸循环系统表现

（1）轻度中毒者。有胸闷、心悸、脉搏快症状，汗多，颜面潮红或苍白，咽部充血。

（2）重度中毒者。出现口唇发绀，呼吸减慢、不规则，甚至发生呼吸、循环衰竭而死亡。

3. 消化系统表现

可出现上腹不适，恶心、呕吐等症状。

4. 皮肤接触者

表现为接触性皮炎，出现红斑、疱疹及脱屑；愈后留有色素沉着。

（四）现场处置

（1）迅速将中毒者移离中毒现场至空气新鲜处；脱去受污染衣服，受污染的皮肤可用清水或5％硫代硫酸钠溶液彻底冲洗后，再以硫代硫酸钠溶液反复湿敷，切忌未做处理就转送医院。经口中毒者，尽快用5％硫代硫酸钠溶液洗胃。

（2）呼吸和心搏骤停者，立即施行人工呼吸、体外心脏按压术等综合性的心肺复苏术。

（3）立即应用解毒药。给患者以亚硝酸异戊酯吸入后，紧接着静脉注射 50％硫代硫酸钠溶液20 ml，必要时可反复应用；或3‰亚硝酸钠 5 ～15 ml加入 25％葡萄糖液20 ml从静脉缓注，并立即在原针头中静脉推注 50％硫代硫酸钠溶液20 ml，或 4 -二甲氨基苯酚肌肉注射后即静脉推注 50％硫代硫酸钠溶液20 ml。

（4）经抢救，中毒症状消失后，仍需临床观察48 h，以防复发。

十三、环氧氯丙烷

（一）理化特性

环氧氯丙烷（C_3H_5OCl）为无色易挥发液体，有氯仿样气味。

（二）中毒特点

环氧氯丙烷为中等毒性化合物，对黏膜、呼吸道有刺激作用，对中枢神经系统有麻醉作用。能通过呼吸道和皮肤侵入机体。

（三）病情判断

1. 低浓度吸入者

低浓度吸入者可出现神经衰弱症候群及末梢神经炎改变，并有眼刺痛、流泪、胸闷、咳嗽及恶心、呕吐、食欲不振及肝脏损害等。少数人可有荨麻疹及哮喘等变态反应。

2. 高浓度吸入者

高浓度吸入者可出现呼吸困难、肺水肿，甚至可引起反射性呼吸抑制而导致死亡。

3. 皮肤接触者

皮肤接触可引起灼伤及皮炎等。

（四）现场处置

（1）将中毒者迅速移离中毒现场；脱去受污染的衣服，对受污染的皮肤和眼睛可用清水、生理盐水或 2% 碳酸氢钠溶液冲洗。

（2）保持中毒者的呼吸道通畅，必要时给予吸氧。

（3）呼吸和心搏骤停者，立即施行人工呼吸和体外心脏按压术。

（4）对症治疗。

十四、氟塑料分解产物

（一）理化特性

氟塑料是聚合物，无毒，但在生产或加工过程中受热可分解产生许多有毒成分，常见的有（按毒性大小顺序排列）八氟异丁烯、氟光气、氟化氢、六氟丙烯及四氟乙烯等。

（二）中毒特点

氟塑料分解产生的裂解气、裂解残液气及热解物主要经呼吸道吸入而引起急性中毒，主要靶向器官为肺和心脏。

（三）病情判断

1. 轻度中毒者

轻度中毒者有头痛、头晕、咳嗽、咽痛、恶心、胸闷、乏力等症状，肺部有散在性干啰音或少量湿啰音。X 线胸片见两肺中肺野、下肺野肺纹理增强，边缘模糊等征象。符合急性支气管炎、支气管周围炎临床征象。

2. 中度中毒者

凡有下列情况之一者，可诊断为中度中毒。

（1）轻度中毒的临床表现加重，出现胸部紧束感、胸痛、心悸、呼吸困难、烦躁及轻度发绀，肺部局限性呼吸音减低，两肺有较多的干啰音或湿啰音。X 线胸片见肺纹理增强，有广泛网状阴影，并有散在小点状阴影，符合间质性肺水肿临床征象。

（2）症状体征同上，X 线胸片见两中肺野、下肺野肺纹理增多，斑片状阴影沿肺纹理分布，多见于中带、内带，广泛密集时可融合成片，符合支气管肺炎临床征象。

3. 重度中毒者

凡有下列情况之一者，可诊断为重度中毒。

（1）急性肺泡性肺水肿。

（2）急性呼吸窘迫综合征（ARDS）。

（3）中毒性心肌炎。

（4）并发纵隔气肿、皮下气肿、气胸。

4. 氟聚合物烟尘热

吸入有机氟聚合物热解物后，出现畏寒、发热、寒战、肌肉酸痛等金属烟热样症状，可伴有咳嗽、胸部紧束感、头痛、恶心、呕吐等；一般在24～48 h内消退。

（四）现场处置

（1）迅速将中毒者移离中毒现场，置于空气新鲜处。

（2）患者保持绝对卧床休息，镇静，保暖。

（3）患者早期给予吸氧，可给予鼻导管吸氧3～5 L/min，或给予面罩加压吸氧。

（4）虽然无特效解毒药物，但是糖皮质激素可作为该中毒非特异性解毒药。

（5）对症治疗。

（五）注意事项

（1）有明确氟塑料化学物吸入者，应严密医学观察 72 h，如出现上述症状，应警惕是否为中毒早期表现，要做好鉴别诊断及预防性治疗。

（2）观察期间必须绝对卧床，减少氧耗，早期给予吸氧。

十五、甲苯二异氰酸酯

（一）理化特性

甲苯二异氰酸酯 $[CH_3C_6H_3(NCO)_2]$ 是塑料工业中最常用的化学原料，又称二异氰酸甲苯酯（简称 TDI），呈微黄色或棕黄色透明液体。

（二）中毒特点

甲苯二异氰酸酯对呼吸道黏膜、眼和皮肤均有刺激作用，主要经呼吸道吸入。还有较强的致敏作用，可引起支气管哮喘。

（三）病情判断

1. 吸入中毒者

（1）哮喘性支气管炎。

接触高浓度 TDI 时，可发生咽干、剧烈咳嗽、胸闷、气促、哮鸣音等呼吸道症状和体征，尤以夜间为甚。严重者可出现肺水肿。还伴有眼部刺激症状，如流泪、异物感、结膜充血和视物模糊等。

（2）支气管哮喘。

部分患者经上述发作一次或数次后可致敏，即使吸入极微量（0.155 mg/kg）也可引起典型的哮喘发作。发作前有一定的潜伏期，症状和体征如前，但停止接触症状即可缓解。

2. 皮肤接触者

皮肤接触者常有皮炎，出现红斑、水疱等，也可引起过敏性皮炎，偶见血小板减少性紫癜症。

（四）现场处置

（1）迅速将中毒者移离中毒现场，冲洗受污染的眼及皮肤，取半卧位。

（2）保持患者呼吸道通畅，气促者给氧吸入。

（3）对症治疗。

①缓解支气管痉挛，可用氨茶碱0.25 g或喘定0.25 g加入25％葡萄糖溶液20 ml缓慢静脉推注，或用10％葡萄糖溶液500 ml加氨茶碱0.25 g静脉滴注。

②对皮炎及过敏者，可选用抗组织胺药物，如异丙嗪（非那根）糖浆10 ml，每日3次；异丙嗪（非那根）25 mg，每日3次；阿司咪唑（息斯敏）10 mg，每日1次，均为口服。

③对哮喘持续不能缓解者，可应用糖皮质激素，如地塞米松5～10 mg或氢化可的松100～200 mg，置于25％葡萄糖溶液20～40 ml静脉推注；或加入10％葡萄糖溶液500 ml中静脉滴注。

④防止肺部继发感染，可应用抗生素，如普鲁卡因青霉素80万单位和链霉素0.5 g，均为肌肉注射，每日2次。

十六、偶氮二异丁腈

（一）理化特性

偶氮二异丁腈［NCC(CH₃)₂N＝NC(CH₃)₂CN］是易燃白色晶体，不溶于水，易溶于有机溶剂。加热至100 ℃熔融时分解，释出氮、氰化氰及有机氮化物。化学活性强，有爆炸危险。

（二）中毒特点

该物质可经口侵入机体。生产性中毒多因意外事故吸入其热分解产物所致，毒性主要由其释出的氰基引起。

（三）病情判断

1. 轻度中毒者

中度中毒者常伴有头痛、头胀、疲乏、流涎、口感苦味，并出现呕吐和腹痛。

2. 重度中毒者

除上述症状外，重度中毒者可出现呼吸困难、抽搐和昏迷等神经系统症状。

（三）现场处置

偶氮二异丁腈中毒现场处置同丙烯腈中毒的处置方法。

十七、甲基丙烯酸甲酯

（一）理化特性

甲基丙烯酸甲酯［CH₂＝C(CH₃)COOCH₃］是透明、流动无色液体，具有强辣味气味，用于制造有机玻璃。

（二）中毒特点

该物质对人体有明显刺激作用和麻醉作用。

（三）病情判断

1. 接触高浓度蒸气者

接触高浓度甲基丙烯酸甲酯蒸气，可立即引起黏膜刺激症状，如流泪、眼刺痛、咽痛、喉干、咳嗽等，并有软弱无力、全身热感、眩晕、头痛、恶心、呕吐、嗜睡及短暂的意识丧失等症状。

2. 中毒较重者

中毒较重者可引起肝功能损害。

（四）现场处置

（1）迅速将中毒者移离中毒现场，置于空气新鲜处。

（2）对症治疗。

①对流泪、眼刺痛可应用抗生素眼药水及眼膏；对咽痛、喉干、咳嗽可用中性雾化液超声雾化吸入，或盐酸异丙嗪（非那根）糖浆10 ml，每日 3 次。

②静脉滴注 10％葡萄糖溶液、维生素 C 及葡醛内酯（肝泰乐），以促进毒物排泄及保护肝脏。

③合理应用抗生素，如青霉素和链霉素。

第七节　农药急性中毒现场急救

本节将介绍 10 种农药急性中毒现场的急救方法。

一、有机磷类农药

（一）理化特性

有机磷农药属有机磷酸酯或硫化磷酸酯类化合物，多呈黄色或棕色油状脂溶性液体，易挥发，遇碱易分解，常具有蒜臭味。中国常用的品种有甲拌磷（3911）、内吸磷（1059）、对硫磷（1605）、特普、敌百虫、乐果、马拉硫磷（4049）、甲基对硫磷（甲基1605）、二甲硫吸磷、敌敌畏、甲基内吸磷（甲基1059）、氧化乐果、久效磷等。敌百虫在碱性溶液中可变成毒性较强的敌敌畏。

（二）中毒特点

有机磷农药能经皮肤黏膜、消化道、呼吸道吸收，并很快分布至全身各脏器，以肝中浓度最高，肌肉和脑中最少。它主要抑制乙酰胆碱酯酶的活性，使乙酰胆碱不能水解，从而引起中毒症状。

（三）病情判断

中毒潜伏期长短与有机磷农药的品种、剂量和进入人体的途径密切相关。误服后一般约20 min发病，吸入后1～2 h发病，经皮吸收后约6 h内发病。接触或内服者都可引起不同症状。

1. 呼吸系统症状

胸部出现压迫感，流涕，鼻黏膜充血，呼吸困难，发绀，呼吸肌无力，肺有啰音。

2. 消化系统症状

出现恶心、呕吐、流涎、腹胀、腹痛症状。

3. 神经系统症状

出现头痛、头晕、肌肉痉挛、抽搐、牙关紧闭、语言障碍、乏力、失眠、烦躁不安、大汗等。

4. 其他

可出现心跳迟缓、血压下降，水疱、红斑、糜烂、面色苍白等皮肤症状，及瞳孔缩小、眼球重压感等眼部症状。

（四）现场处置

（1）立即将中毒者移离中毒现场，并脱去被污染的衣物。

（2）除敌百虫中毒外，其他有机磷中毒者受污染的皮肤、头面部等均可用肥皂水（忌用热水）或2％～5％碳酸氢钠溶液冲洗，应彻底冲洗皮肤、毛发和指甲。敌百虫中毒可用温水冲洗。

（3）毒物溅入眼睛用生理盐水或2％碳酸氢钠溶液反复冲洗。禁用热水或酒精冲洗，以免血管扩张增加毒物的吸收。

（4）经口中毒者，口服盐水或温水后刺激咽部催吐，不能配合者不用此法。禁用阿扑吗啡催吐，因为此药会抑制中枢神经。

（5）有条件时可用2％～5％碳酸氢钠溶液或生理盐水彻底洗胃。敌百虫中毒忌用碳酸氢钠，可用1∶5 000高锰酸钾溶液洗胃。对硫磷、乐果中毒忌用高锰酸钾洗胃。每次洗胃液成人不超过500 ml，以防胃内容物进入肠道。要反复洗胃，直至洗出液无农药气味为止，然后留置胃管，以便继续吸出胃液中排出的农药。

（6）导泻可采取口服硫酸钠20 g后再喝1 000 ml水的方法。忌用硫酸镁导泻，以免加重呼吸中枢抑制。

（7）洗胃、催吐当日禁食，以后可从流质开始进食，逐渐至吃普食。

（8）解毒剂的应用在医院进行，常用乙酰胆碱酯酶复能剂如解磷定等，及乙酰胆碱拮抗剂如阿托品。

（9）对症治疗。有缺氧、发绀或呼吸困难者，应在药物治疗的同时，进行人工呼吸或高压氧吸入。呼吸停止时，除仍给特效药外，特别应持续进行人工呼吸，不能轻易放弃抢救。

（10）重症者可换血或透析，此项治疗需在有条件的医院进行。

（11）严重中毒者可用肾上腺皮质激素，以抑制机体的应激反应，保护组织细胞，防止脑水肿、肺水肿，解除支气管痉挛及喉水肿。

二、有机氯类农药

（一）理化特性

有机氯农药是一类广谱、高效和低毒类农药，化学性质稳定，一般不溶于脂肪、脂类或有机溶剂。

（二）中毒特点

有机氯农药可经皮肤、呼吸道和消化道侵入机体。急性中毒多发生于误服者。毒物主要积蓄在含脂肪较多的组织内，如神经系统、肝、肾和骨髓等。中毒时中枢神经系统应激性显著增强，作用的主要部位在大脑运动区和小脑，还能通过大脑皮层影响自主神经系统及周围神经。

中国常用的有机氯杀虫剂有艾氏剂、毒杀芬、狄氏剂、七氯化茚、林丹、氯丹、二二三、杀螨特和三氯杀螨砜等（以毒性大小为序）。前几种毒性很大，现已少用。

（三）病情判断

潜伏期的长短依毒物的种类、剂型、量及侵入途径各异，多在半小时或数小时内发病。

1. 轻度中毒者

轻度中毒者有头痛、眩晕、全身乏力、易激动、睡眠障碍、咽部不适、鼻出血、视力模糊症状。有时有不自主的轻度抽搐、出汗、流涎、食欲不振及恶心。

2. 中度中毒者

中度中毒者有上述症状且症状加重，并伴有神经系统兴奋性明显增高，四肢疼痛，脸部及四肢抽搐，惊厥，眼球震颤，视力障碍、多汗、共济失调、剧咳、吐痰和咯血、呼吸困难、呕吐和腹泻等。

3. 重度中毒者

重度中毒者体温升高（中枢性发热）、癫痫样抽搐（二二三、六六六、狄氏剂和艾氏剂等中毒时，多呈肌强直性阵挛性抽搐，而毒杀芬中毒则以全身癫痫样抽搐为特点）。抽搐时间很短，呼吸先快后慢，血压下降、脉搏频数、心律失常，甚至可发生心室颤动、口吐白沫、深浅反射减弱。抽搐剧烈和反复发作时，亦可陷入木僵、意识丧失，甚至昏迷、呼吸衰竭及循环衰竭。并可有少尿或尿闭及肝脏、心肌的损害。呼吸道侵入时有肺水肿。

4. 局部损害者

接触后有黏膜刺激症状及皮疹等。

（四）现场处置

（1）清除毒物及阻止毒物继续吸收；迅速将中毒者移离中毒现场；脱去受污染衣服，用大量清水、肥皂水或2‰碳酸氢钠溶液彻底冲洗受污染皮肤或眼睛。对经口中毒者可进行催吐及用2‰碳酸氢钠溶液彻底洗胃，导泻可口服30 g硫酸镁。

（2）患者禁食，以免加速毒物吸收。

（3）对症治疗。

（五）注意事项

（1）禁食脂肪性食物及酒类饮料。

（2）抢救治疗时禁用儿茶酚胺类制剂，如肾上腺素等药物。

（3）同五氯酚中毒一样，禁用苯巴比妥类和阿托品类药物，前者与毒物的毒性有协同作用，后者可抑制中毒者出汗、散热而加重病情。

（4）急性中毒时，可进行脑电图监护。

（5）应与苯、煤油、士的宁中毒及癫痫等区别。

三、氨基甲酸酯类农药

（一）理化特性

氨基甲酸酯类农药包括西维因、呋喃丹（虫螨威）、涕灭威、速灭威、仲丁威、叶蝉散、灭杀威、残杀威等，均为有毒农药。

（二）中毒特点

氨基甲酸酯农药是一类可逆性乙酰胆碱酯酶抑制剂，毒性较有机磷农药低，在生产及使用过程中，可经呼吸道、皮肤、消化道吸收中毒。

（三）病情判断

临床表现与有机磷中毒相似。特点是发病快、发病凶猛，抢救不及时则很快死亡。

1. 毒蕈碱样症状

以副交感神经兴奋的毒蕈碱样症状为主，表现为多汗、流涎、呼吸道分泌物增多、食欲不振、恶心、呕吐、腹痛、瞳孔缩小、视物模糊等，可伴有肌束震颤等烟碱样症状。

2. 中枢神经症状

表现为头痛、头昏、失眠、多梦。重症者可出现昏迷、抽搐乃至呼吸抑制而死亡。

（四）现场处置

（1）迅速清除毒物；脱去受污染衣服，受污染皮肤用肥皂水或温水彻底清洗。

（2）对口服中毒者，用2‰碳酸氢钠溶液反复洗胃，洗胃后可注入硫酸镁50～60 ml导泻。

（3）氨基甲酸酯类农药中毒治疗以阿托品为首选药物。轻症者用0.5～1 mg阿托品进行皮下注射或肌肉注射，必要时重复给药，每1～2 h给药1次。重症者用2～3 mg阿托品进行肌肉注射或静脉注射，然后根据临床症状，继续注射至患者呈阿托品化（口干、面色潮红、瞳孔散大等）后减量维持24 h。

（4）对症治疗。

（五）注意事项

（1）治疗时不能使用脂类等乙酰胆碱酯酶复能剂，如解磷定或氯解磷定（氯磷定），以免增加其毒性和进一步抑制乙酰胆碱酯酶活性。

（2）氨基甲酸酯是直接的乙酰胆碱酯酶抑制剂，其抑制作用是短暂可逆的，故测试结果常为阴性，应以症状体征做出判断。

四、有机氟类农药

（一）理化特性

有机氟农药中毒常见于氟乙酰胺及氟乙酸钠。氟乙酰胺是高效、剧毒、内吸性强的有机氟农药。氟乙酸钠是内吸性杀虫剂，常用1%水溶液配成毒饵用于杀虫、鼠，对人、畜毒性极大。

（二）中毒特点

本品经呼吸道、消化道及皮肤侵入人体后，经体内酰胺酶的作用可分解为氟乙酸，可导致中枢神经系统及心血管、消化系统的损害。

（三）病情判断

潜伏期长短视中毒途径而异。一般口服中毒或污染皮肤中毒可于30 min至2 h内发病，呼吸道吸入也可长达15 h或更久才发病。早期以神经系统和消化道症状为主。

1. 轻度中毒者

轻度中毒者有头晕、头痛、无力、倦怠、视物模糊、复视、四肢麻木、肢体抽搐、口渴、恶心、呕吐、上腹部烧灼感、腹痛、窦性心动过速及体温降低等症状。

2. 中度中毒者

在轻度中毒基础上，中度中毒者可出现烦躁不安，间歇性痉挛，膝反射亢进，心肌轻度损害，血压下降，消化道分泌增多，呕吐物可能混有血液，呼吸道分泌物增多，呼吸困难，精神可能有异常。

3. 重度中毒者

在中度中毒基础上，重度中毒者出现反复强直性痉挛，进而陷入昏迷。出现病理反射、肌张力高、反射亢进等，还会出现心力衰竭、心律失常、肠麻痹、大小便失禁，有时并发肺水肿、脑水肿等。

（四）现场处置

（1）立即将中毒者移离中毒现场；更换受污染衣服，用温水彻底清洗皮肤，尤其是暴露部位。

（2）对口服中毒者，用稀肥皂水或稀盐水刺激咽部催吐，然后用0.05％高锰酸钾溶液洗胃，再用10％硫酸镁溶液200 ml加活性炭洗胃。洗胃后，胃内留置硫酸镁20 g导泻。为保护胃黏膜可服蛋清、牛奶或氢氧化铝凝胶等。

（3）注射乙酰胺（解氟灵），每次1～5 g，4～6 h注射1次，抽搐停止后可停药。如反复抽搐，可重复注射。重度中毒者，可加量至每次5～10 g。肌肉注射时可加适量普鲁卡因，以减轻局部疼痛。

（4）无水乙醇的作用与乙酰胺相同，可取5 ml无水乙醇加入10％葡萄糖溶液100 ml进行静脉滴注，可使痉挛停止、血压上升、四肢温暖等。

（5）对症治疗。

①控制抽搐，可选用戊巴比妥、水合氯醛、氯丙嗪、安定等交替使用。亦可用10％葡萄糖酸钙溶液10 ml进行静脉注射。治疗脑水肿可用糖皮质激素、脱水剂等。

②血压降低者，用升压药物。

③支持疗法，可给氧及能量合剂、B族维生素等药物。

（五）注意事项

氟乙酰胺皮肤污染，除有灼伤外，还应注意治疗合并中毒症状。

五、有机锡类农药

（一）理化特性

有机锡化合物品种繁多，是有效杀菌剂及聚氯乙烯塑料等生产中的防霉剂，因其毒性大，现已很少用。有代表性的是三烷基锡化合物及其衍生物、四烷基锡或四苯基锡。

（二）中毒特点

有机锡化合物对中枢神经系统有选择性的毒性作用，如三乙基锡主要引起脑白质水肿；三苯基锡化合物中毒除神经系统表现外，还有肝脏损害；三甲基锡化合物中毒以精神症状为主。此类毒物可经皮肤、呼吸道或胃肠道吸收，而三乙基溴化锡、三丁基锡化合物可引起皮炎或眼及上呼吸道刺激症状。大部分化合物难溶于水，易溶于有机溶剂，部分化合物与高锰酸钾、漂白粉等接触可被分解为无机锡。此类毒物中毒特点是潜伏期长，一般可在1～5 d后发病。

（三）病情判断

1. 观察对象
（1）接触后有头痛、头晕、疲乏、食欲不振等症状者。

（2）短期意外接触大量三甲基锡、三乙基锡、三丁基锡和三苯基锡，不论有无局部刺激症状或全身中毒症状者。

2. 轻度中毒者
轻度中毒者有头痛、头晕、极度疲乏、精神萎靡、食欲不振、恶心、睡眠障碍等症状，并常伴有多汗或心率减慢等体征。

3. 中度中毒者
具有轻度中毒者症状，并有下列情况之一者：

（1）频繁呕吐，腹壁反射、提睾反射减弱或消失。

（2）意识模糊，嗜睡状态。

（3）情绪障碍。

4. 重度中毒者
具有中度中毒症状，并具有下列情况之一者：

（1）明显脑水肿，表现为昏迷、抽搐，可见锥体束征或视神经盘水肿。

（2）有明显的精神症状，如幻觉、定向障碍、攻击性行为等。

（四）现场处置

（1）使中毒者脱离毒物接触，有皮肤或眼部受污染者，立即用清水彻底冲洗或用1∶5 000的高锰酸钾溶液（或漂白粉溶液）或1％肥皂水彻底清洗皮肤。

（2）患者须绝对卧床休息，减少耗氧，进行严密的医学观察。

（3）对症治疗，如中度、重度中毒者可用高压氧治疗。

六、拟除虫菊酯类农药

（一）理化特性

拟除虫菊酯类农药是较新的杀虫剂，药效大而副作用小。目前常用的有溴氰菊酯（敌杀死）、戊酸氰酯（速灭杀丁）、二氯苯醚菊酯、氯氰菊酯等。溴氰菊酯（敌杀死）纯品为白色无味固体，难溶于水，可被碱分解，具有杀虫谱广、效果强、残留低、在环境中分解较快等特点，是一种高效低毒的农药。

（二）中毒特点

拟除虫菊酯类农药经皮肤、呼吸道、消化道吸收而中毒。

（三）病情判断

中毒症状出现的时间和严重程度，主要取决于该农药侵入机体的量。急性中毒症状与接触方式有关，主要有3类，即神经系统症状、皮肤刺激症状及口服者的消化道症状。

1. 轻度中毒者

轻度中毒者仅有头痛、头晕、恶心、呕吐、精神萎靡、食欲不振、流涎、乏力、面部异常感觉、口鼻分泌物增多和肌束震颤等症状。重者可出现呼吸增快，呼吸困难，血压下降，脉搏增快，阵发性抽搐或惊厥（每次数秒钟、数分钟甚至更长时间），进一步可发生意识障碍、肺水肿。危重病例可发生死亡。

2. 皮肤接触者

皮肤接触该农药局部可引起瘙痒、烧灼感、红斑、疱疹和针刺感等皮肤感觉刺激症状，尤以面部异常感觉最为常见。这些症状的出现与个体敏感性有关。

3. 口服中毒者

口服中毒主要症状为流涎、头昏、恶心、呕吐、胃灼痛、腹痛等。

（四）现场处置

（1）立即脱离中毒现场，更换沾染毒物的衣服。皮肤受污染者用肥皂水或清水彻底清洗。眼部沾染时，可用清水或2‰硼酸溶液冲洗。

（2）口服中毒者用1‰～2‰碳酸氢钠溶液或温水彻底洗胃，然后服用硫酸镁或硫酸钠20～40 g导泻。

（3）静脉注射葛根素 250～300 mg，每日 2～4 次，24 h内注射总量可达1 000 mg，可迅速治愈神经系统中毒症状。

（4）皮肤有刺激症状者，应避免强光照射，可用护肤剂进行局部处理，并可应用止痒药物。

（5）口腔分泌物增多可用小剂量阿托品 0.5～1 mg进行肌肉注射或皮下注射，但仅用作控制症状，无解毒作用。

（6）适当输液，给予维生素 B_6、巴比妥类或安定等镇静剂、糖皮质激素和能量药物。

（7）含氰基的拟除虫菊酯中毒，可静脉注射硫代硫酸钠 1～2 g。

七、杀虫脒

（一）理化特性

又名氯苯脒，为有机氮农药类，具有高效、低毒、残效期长和使用方便等特点。农业上常用的为盐酸盐型，为白色无味结晶。溶于甲醇和乙醇，在水中溶解度小，难溶于其他有机溶剂。

（二）中毒特点

发生杀虫脒中毒的主要原因是个人防护不当和施药方法不合理，经皮肤、呼吸道和消化道吸收引起中毒。

（三）病情判断

杀虫脒中毒以嗜睡、发绀和出血性膀胱炎为主要临床表现。

1. 轻度中毒者

轻度中毒者有头昏、头痛、乏力、胸闷、恶心、嗜睡等症状，并可有轻度发绀，高铁血红蛋白量占血红蛋白总量 $10\%\sim30\%$ 或镜下血尿。

2. 中度中毒者

除有上述症状外，中度中毒者具有下列某项表现：浅昏迷；明显发绀；高铁血红蛋白量占血红蛋白总量 $30\%\sim50\%$；出血性膀胱炎，表现为尿频、尿急、尿痛和镜下血尿，可有肉眼血尿。

3. 重度中毒者

除上述症状加重外，重度中毒者具有下列某项表现：中度至深昏迷，严重发绀，高铁血红蛋白量超过血红蛋白总量 50%。

4. 皮肤接触者

皮肤接触杀虫脒有烧灼、麻木及疼痛感，局部可出现丘疹。

（四）现场处置

（1）使皮肤污染中毒者离开中毒现场；脱去受污染衣服，用肥皂水清洗受污染皮肤。

（2）经口中毒者给予 $1\%\sim2\%$ 碳酸氢钠溶液彻底洗胃，但杀虫脒在碱性溶液中易分解。

（3）发绀者先用小剂量亚甲蓝 $1\sim2$ mg/kg体重治疗高铁血红蛋白症，再加 50% 葡萄糖溶液 $40\sim60$ ml 及维生素 C $2\sim4$ g静脉注射。维生素 B_{12} 和辅酶 A 能增强亚甲蓝的作用。

（4）膀胱炎患者用糖皮质激素、碱性药物、止血药物和输液。

八、除草剂类农药

（一）理化特性

除草剂的种类很多，据其化学结构分类有以下几种。

（1）无机化合物除草剂：由天然矿物原料组成，不含有碳素的化合物，如氯酸钾、硫酸铜等。

（2）有机化合物除草剂：主要由苯、醇、脂肪酸、有机胺等有机化合物合成。如醚类（果尔）、均三氮苯类（扑草净）、取代脲类（除草剂一号）、苯氧乙酸类（二甲四氯）、吡啶类（盖草能）、二硝基苯胺类（氟乐灵）、酰胺类（拉索）、有机磷类（草甘膦）、酚类（五氯酚钠）等。

由于其使用广，毒性各异，仅将常见者介绍如下。

（二）酚类除草剂

1. 中毒特点

此类主要代表农药有二硝基苯酚及五氯酚。二硝基苯酚可经皮肤、呼吸道和胃肠道吸收，直接作用于能量代谢过程，使氧化磷酸化解偶联，造成能量不能以 ATP 形式在体内储存，而以热能散发，使基础代谢率明显升高。

2. 病情判断

（1）低浓度接触者，可有皮肤潮红、多汗、口渴、全身无力、咳嗽及呼吸困难症状，甚至出现末梢神经炎、肝肾功能障碍及白内障。

（2）高浓度接触者，主要表现为心率与呼吸增快，高热、烦躁不安、抽搐、肌肉强直、昏迷，严重者可因呼吸和循环衰竭导致死亡。

3. 现场处置

（1）对二硝基苯酚中毒无特殊解毒药，主要治疗措施是清除及阻止毒物再吸收和对症处理。治疗原则同五氯酚。

（2）禁用阿托品及退热药。

（三）苯甲腈类除草剂

苯甲腈类除草剂，主要品种有敌草腈、草克乐、碘苯腈、溴苯腈等，均为低毒性除草剂。

1. 病情判断

急性中毒时的临床表现：轻症者有头痛、头晕、恶心、呕吐。重症者可有呼吸困难、四肢瘫痪、意识障碍、痉挛，甚至呼吸衰竭。

2. 现场处置

（1）对皮肤受污染者彻底冲洗受污染皮肤；对口服中毒者用清水或0.5%硫代硫酸钠溶液洗胃。

（2）解毒剂的应用：用亚硝酸钠、硫代硫酸钠疗法。主要应用高铁血红蛋白形成剂，如亚硝酸异戊酯、亚硝酸钠或4-二甲氨基苯酚，方法及剂量同急性氰化物中毒的治疗。供硫剂用硫代硫酸钠，方法及剂量同氰化物中毒的治疗。

（3）对症治疗，原则同氰化物急性中毒的治疗。

（四）苯氧基类除草剂

1. 中毒特点

苯氧基类除草剂有2,4-滴类、滴硫钠、2,4,5-滴、2,4,5-滴丙酸、2-甲基-4-氯丁酸。其中常用且具有代表性的为2,4-滴类，又称2,4-D除草剂，属中等毒性。本品能刺激胆碱能神经，减少胰岛素分泌，抑制酶的活性和肾上腺皮质激素的形成。

2. 病情判断

（1）轻症者。可有头痛、头晕、瞳孔缩小、肌束颤动等症状。

（2）重症者。出现四肢痉挛、大小便失禁、意识障碍、昏迷，亦可出现发热、脉弱及血压降低等。

（3）特殊损害。因苯氧基类除草剂具强酸性，经口中毒者可刺激和腐蚀消化道，出现咽痛、胸骨后痛、腹痛，甚至消化道出血和穿孔等。

3. 现场处置

（1）阻止毒物的继续作用。应使中毒者立即停止接触毒物，清洗受污染皮肤黏膜。对经口服中毒者，可用常规的方法进行彻底洗胃和催吐，但应防止因洗胃而致消化道穿孔等并发症。口服10％硫酸亚铁溶液10 ml，每 15～30 min 服 1 次，连续 3～4 次，可部分破坏本品。

（2）实施对症与支持疗法，促进毒物排泄，保护脑、肝、心、肾等主要脏器。

（五）尿素化合物除草剂

1. 中毒特点

常用的本类除草剂有敌草隆、灭草隆、绿谷隆、草不隆、利谷隆、枯草隆及环莠隆，最具代表性的为敌草隆。敌草隆低毒，遇水分解。本品可经呼吸道、皮肤和消化道侵入机体，引起高铁血红蛋白血症，导致急性中毒。

2. 病情判断

（1）急性中毒可造成高铁血红蛋白血症，轻症者可出现发绀、头痛、头晕、精神错乱等症状。

（2）重症者可有缺氧、昏迷等症状。

3. 现场处置

（1）清洗受污染皮肤，对经口中毒者立即催吐、洗胃及导泻等。

（2）特殊解毒剂：应用高铁血红蛋白还原剂，如小剂量亚甲蓝1～2 mg/kg体重或大剂量维生素 C 5～10 g加入 10％葡萄糖溶液500 ml进行静脉滴注。

（3）对症治疗。

（六）百草枯

1. 中毒特点

本品为白色粉末，加热至300 ℃分解，易溶于水，是一种非选择性除草剂，具有腐蚀性。侵入机体后主要蓄积于肺，导致肺炎、肺水肿，逐渐发展为肺纤维化。成人致死剂量约为3 g。

2. 病情判断

（1）局部接触者可有皮肤黏膜刺激症状，溅入眼内可发生化学性眼炎、角膜溃疡等。

（2）经口中毒者立即出现呕吐、腹部不适及腹泻、咽痛、吞咽困难，甚至肌肉震颤及痉挛。中毒后 2～3 d可有心、肝、肾的损害，最后发生呼吸困难、肺水肿及肺纤维化。

3. 现场处置

（1）阻止毒物再吸收。早期洗胃对病情的好转尤为重要。也可让患者反复饮用清水或盐水，指压舌根催吐；然后给患者服用30％硅酸铝混悬液1～2 ml或活性炭粉，使之与毒物发生吸附作用，可使百草枯失活；再进行导泻。每隔2～4 h反复进行吸附与导泻，直至尿中百草枯定性试验为阴性为止。

（2）加速毒物排泄。应用利尿剂如呋塞米（速尿）等；临床症状不好转时，可进行血液透析或灌注、换血等。

（3）为防止肺纤维化，应早期应用肾上腺素皮质激素，给氧量要小，限制高浓度吸氧；及早应用自由基清除剂，如维生素 E 等。

（4）对症治疗。

4. 注意事项

本品具有腐蚀性，反复洗胃时应慎重，以防消化道出血和胃穿孔。中毒事故现场必须实行紧急处理。反复令患者饮用清水或盐水，用鸡毛、手指刺激咽喉部催吐，以免毒物继续吸收。

九、有机硫杀菌类农药

（一）理化特性

有机硫农用杀菌剂毒性较低，但受热后可裂解释出氮和硫的氧化物，毒性较大。此类农药主要分成两类：代森类（1,2 - 亚乙基双二硫代氨基甲酸类），如代森锰、代森锌、代森钠等；福美类（二甲基二硫代氨基甲酸化合物），如福美双、福美锌、福美铁、福美锰、退菌特等。上述药剂不易溶于水，不溶于一般有机溶剂。

（二）中毒特点

有机硫杀菌剂毒性主要由其分子中所含的二硫化碳毒基引起。代森类还能分解放出硫化氢及异硫化氰酸酯，从而与蛋白质中的巯基或氨基发生反应，阻碍细胞的正常代谢，产生中毒症状。退菌特中毒还有类似砷化物中毒的表现。主要损害神经系统及肝、肾、皮肤黏膜等。

（三）病情判断

1. 接触者

接触此类农药可出现眼结膜、鼻黏膜、咽部等刺激症状，伴有食欲减退、头痛、头晕、全身乏力等神经系统症状。

2. 误服者

误服者以胃肠道症状为主，如恶心、呕吐、腹痛、腹泻等。

3. 重症者

重症者神经系统受累更明显，先兴奋后抑制，如头昏、头痛、心悸、乏力或呈癔症发作，血压下降、心跳加快及肝肾损害，危重时可出现循环与呼吸衰竭。

（四）现场处置

（1）使中毒者立即脱离中毒现场，更衣。对皮肤受污染者，立即用大量清水冲洗，必要时用硫代硫酸钠湿敷。

（2）对口服中毒者，立即催吐、洗胃（用温水或1∶5 000高锰酸钾溶液），给予盐类泻剂；给予高糖、高蛋白饮食和大剂量维生素；禁油脂类饮食及饮酒。

十、灭鼠剂类农药

（一）理化特性

灭鼠剂按其毒性可分为两大类：一类为速效药，毒性大，作用迅速，食入后短时间内即出现中毒反应，如磷化锌、磷化钙、氟乙酰胺、氟乙酸钠、毒鼠磷、安妥、普罗米特、灭鼠宁、氰化物、氯化苦、亚砷酸等；另一类为缓效药，人畜中毒后一般要经过一段时间的潜伏期，易误诊，如敌鼠和杀鼠灵等。

（二）磷化锌

1. 中毒特点

磷化锌为黑色或灰黑色粉末，有类似大蒜臭味，受潮及遇碱易分解。误食后大多在1～3 h内发病，也有中毒者有24 h的潜伏期。

磷化锌进入机体后，在胃酸的作用下生成磷化氢。磷化氢主要作用于神经系统，会干扰代谢功能，使中枢神经系统功能紊乱，且作用于呼吸、循环系统以及肝脏等实质脏器，对胃壁亦有较强的刺激作用。

2. 病情判断

（1）轻度中毒者，以消化道症状为主，有恶心、呕吐、腹痛、腹泻、头痛、乏力、胸闷、咳嗽、心律失常等症状。

（2）重度中毒者，可出现意识障碍、抽搐、呼吸困难。重症者可出现昏迷、惊厥、肺水肿、呼吸衰竭、心肌及肝脏损害。

3. 现场处置

（1）使中毒者脱离中毒环境，脱去受污染衣服，用流动清水冲洗受污染皮肤。

（2）对口服中毒者，立即用1‰硫酸铜溶液催吐，每5～15 min口服15 ml，连续3～5次。然后用0.5‰硫酸铜溶液或1：2 000高锰酸钾溶液洗胃，直至洗出液无蒜味为止。洗胃后，口服30 g硫酸钠导泻。

（3）对呼吸困难者，给予吸氧、注射氨茶碱等对症治疗。呼吸衰竭者可注射尼可刹米（可拉明）、戊四氮等呼吸兴奋剂。

（4）对腹痛、呕吐者给予阿托品注射，纠正水、电解质紊乱及酸中毒。

（5）注意使用保肝、保护心肌等的药物。

4. 注意事项

现场处置中忌用硫酸镁导泻，因其与胃内磷化锌的反应物氯化锌作用生成盐卤，加重中毒；禁用油类泻剂，亦不宜用蛋清、牛奶、动植物油类，以免促进磷的吸收；禁用氯解磷定、解磷定等药物，以免增加锌的毒性。

（三）氟乙酰胺和氟乙酸钠

1. 理化特性

氟乙酰胺又叫敌蚜胺、1081。氟乙酸钠又叫氟醋酸钠、1080。两者均为有机氟杀鼠剂，其毒性很强。氟乙酰胺和氟乙酸钠进入机体后，脱去氨基转化为氟乙酸；后者可与细胞线粒体的辅酶 A作用，生成氟代乙酰辅酶 A，再与草酰乙酸反应，生成氟柠檬酸。氟柠檬酸可抑制乌头酸酶，中断正常的三羧酸循环，使丙酮酸代谢受阻，妨碍正常的氧化磷酰化过程。

2. 中毒特点

有机氟杀虫剂本身对神经系统有强大的诱发痉挛作用，故会出现神经系统症状。有机氟毒作用可直接损害心肌，导致心律失常、室颤等急性循环障碍。

3. 病情判断

神经型以中枢神经系统障碍症候群为主，心脏型以心血管系统症候群为主。

4. 现场处置

（1）对口服中毒者用 1∶5 000 高锰酸钾溶液或 0.5%～2%氯化钙溶液洗胃，忌用碳酸氢钠。洗胃后口服氢氧化铝凝胶或蛋清保护消化道黏膜。

（2）对有抽搐、惊厥者，可给予镇静剂或亚冬眠疗法；对昏迷者给予脱水剂及呼吸兴奋剂；有腹痛者注射阿托品。

（3）氟灵（乙酰胺）有干扰氟乙酸的作用，有解毒效应。

（4）二醇乙酸酯（甘油乙酸酯、醋精）分解后能生成乙酸，可对抗氟乙酸的作用。

（四）毒鼠磷和除鼠磷

1. 中毒特点

毒鼠磷和除鼠磷均为有机磷杀鼠剂，具有高效低残毒等特点。中毒后可抑制体内乙酰胆碱酯酶，使乙酰胆碱大量蓄积，副交感神经过度兴奋，导致相应症状。

2. 病情判断

（1）轻症者经数小时潜伏期，即可出现头痛、流涎、多汗、呕吐、腹痛、腹泻、肌肉抽搐、瞳孔缩小等毒蕈碱样及烟碱样作用的症状。

（2）重症者出现惊厥、呼吸困难、肺水肿、昏迷等。

3. 现场处置

（1）对口服中毒者，立即催吐、洗胃。

（2）保持中毒者呼吸道通畅，给氧。

（3）防止中毒者肺水肿，掌握输液量。

（4）及早应用阿托品。对轻症者皮下注射 $1\sim2$ mg/h，直至症状明显改善，然后减量维持2 d左右。对较重者应立即静脉注射阿托品，每半小时 $2\sim5$ mg，直至患者症状缓解或阿托品化，然后减量维持。

（5）选用乙酰胆碱酯酶复能剂。

（五）抗凝血灭鼠剂

1. 理化特性

抗凝血灭鼠剂主要有敌鼠（双苯杀鼠酮）、联苯敌鼠（氯敌鼠、利法妥）、杀鼠酮（鼠完）、华法灵（灭鼠灵、杀鼠灵）、溴敌隆等。其中敌鼠具有代表性，它是一种高效、低毒抗凝血杀鼠剂，常用其钠盐，故也称敌鼠钠。

2. 中毒特点

敌鼠及其钠盐均属高毒类。敌鼠的典型毒理作用可能因化学结构与维生素 K 相类似。进入体内后，对维生素 K 产生竞争性抑制，使凝血酶原和凝血因子 Ⅱ、凝血因子 Ⅴ、凝血因子 Ⅶ、凝血因子 Ⅸ、凝血因子 Ⅹ 的合成受阻。此外，敌鼠可损伤毛细血管，使其通透性增加而加重出血。

3. 病情判断

（1）出血症状。表现为全身广泛性出血，如鼻出血、皮肤紫癜、咯血、便血、血尿等，严重者可发生失血性休克或脑内出血，甚至死亡。

（2）消化道刺激症状。表现为腹痛、恶心、呕吐、纳减、精神不振及发热等。

4. 现场处置

（1）口服中毒者，及早催吐、洗胃及导泻，用 1∶5 000 高锰酸钾溶液或清水彻底洗胃，然后用硫酸镁导泻。洗胃禁用碳酸氢钠溶液。

（2）大剂量维生素 C、糖皮质激素可减少血管通透性，促进止血；出血严重时可输入新鲜全血。

（3）维生素 K 是抗凝血来鼠剂中毒的特效对抗剂。采用维生素 K_1 首剂50 mg静脉滴注，然后用 10～30 mg维生素 K_1 加入 5％～10％葡萄糖溶液进行静脉滴注，每日 1～3 次。出血严重者总剂量为300 mg。但需注意维生素 K_3、维生素 K_4 对敌鼠中毒所致出血无效。

（4）实施支持疗法，对症治疗，保护肝、肾、脑等主要脏器。

（六）安妥

1. 理化特性

安妥又称 α - 萘硫脲，工业品为白色结晶。不溶于水，可溶于有机溶剂。

2. 中毒特点

安妥中毒多为误服所致。其毒理作用主要是损害肺毛细血管，使通透性增加，引起肺水肿、胸膜炎与肺出血，肝肾可变性坏死。

3. 病情判断

口服或吸入安妥粉尘均可引起中毒。

（1）轻症者可有恶心、气急、体温下降。

（2）重症者出现呼吸困难、发绀、烦躁不安、频吐、全身痉挛、肺水肿、昏迷、休克及肝、肾损害。

4. 现场处置

（1）经口中毒者，用1∶（2 000～5 000）高锰酸钾溶液洗胃；然后用硫酸镁25～30 g导泻。忌用碱性液体，以免促进毒物吸收。

（2）使中毒者静卧，保持安静，呼吸困难者给氧。

（3）可试用半胱氨酸，剂量为100 mg/kg体重，以降低安妥的毒性。

（4）积极防治肺水肿，用抗生素控制肺部感染。

（5）实施支持疗法，对症治疗，保护有关脏器。

（6）禁食脂肪及油类，以免加速毒物吸收。

（七）毒鼠强

1. 理化特性

毒鼠强又名没鼠命，为白色粉末，不溶于水和乙醇，稍溶于氯仿。

2. 中毒特点

毒鼠强毒性强，能通过口腔和咽部黏膜迅速吸收，而完整的皮肤不吸收。毒鼠强适口性好，有二次中毒情况发生。其主要对中枢神经有很强的兴奋作用，可引起阵挛性惊厥，可能是阻断了γ-氨基丁酸受体、拮抗γ-氨基丁酸的结果。

人中毒多数为误服，生产本品的工人也可出现中毒。口服中毒患者除中枢神经系统症状外，还有心肌及肝的损害。

3. 病情判断

（1）神经系统损害者，出现兴奋、阵发性持续性痉挛，四肢强直，口吐白沫似癫痫发作。

（2）心肌损害者，出现心肌酶谱的改变及心电图 ST - T 波改变。

（3）肝脏损害者，出现肝脏肿大及肝功能改变。

4. 现场处置

（1）对患者彻底洗胃，减少毒物吸收。

（2）控制癫痫发作，每次肌肉注射苯巴比妥（鲁米那）10 mg/kg体重，每6 h一次；也可用氯丙嗪（冬眠灵）25～50 mg 于 5‰葡萄糖溶液中进行静脉滴注。

（3）控制脑水肿，可用甘露醇、呋塞米（速尿）、地塞米松。

（4）进行保护脑、肝脏、心脏的治疗。

（八）鼠立死

1. 理化特性

鼠立死又名杀鼠嘧啶、甲基鼠灭定，工业品为黄褐色蜡状物，不溶于水，溶于有机溶剂和稀酸中。本品为国内新合成的杀鼠剂。

2. 中毒特点

鼠立死高效、低积蓄，不易二次中毒。多数为误服中毒。

3. 病情判断

本品在体内的代谢物为维生素 B_6 的拮抗剂，能干扰氨基酸的氨基移换和脱羧反应，引起机体急性代谢障碍，产生神经毒性症状，先兴奋而后发生强直性痉挛和阵发性抽搐。

4. 现场处置

（1）对患者进行催吐、洗胃及导泻等，以减少毒物的吸收。

（2）维生素 B_6、烟酰胺或苯巴比妥对鼠立死中毒均有解毒作用，以维生素 B_6 效果最好。

（3）对症治疗及用支持疗法，控制抽搐，保护脑、心、肝等重要脏器的治疗。

第八节　食源性毒物中毒现场急救

本节将介绍 7 种食源性毒物中毒现场的急救方法。

一、亚硝酸钠

(一) 中毒特点

误将工业用盐的亚硝酸钠作为食用盐, 摄入过多会引起亚硝酸盐急性中毒。其吸收入血液后, 将正常的血红蛋白氧化成高铁血红蛋白, 使红细胞失去运输氧的能力, 导致机体各组织器官缺氧。

(二) 病情判断

1. 轻症者

轻症者可出现恶心、呕吐、腹痛、腹泻。如导致高铁血红蛋白浓度占血红蛋白总量的 20%, 可出现明显缺氧表现, 可有口唇、面部、指端和趾端发绀, 头晕、头痛、精神萎靡、嗜睡、反应迟钝。

2. 重症者

重症者可有意识丧失, 因血管扩张致血压下降、心率增快, 严重缺氧而出现呼吸衰竭, 乃至危及生命。

(三) 现场处置

(1) 对患者应立即催吐, 或用 1∶5 000 的高锰酸钾溶液或温水洗胃。洗胃后给 50%硫酸镁溶液40～50 ml导泻, 尽量排出毒物。

(2) 发绀明显者给予吸氧; 出现呼吸衰竭者可使用人工呼吸、呼吸兴奋剂。

(3) 静脉输入葡萄糖与大剂量维生素 C, 促使高铁血红蛋白还原为血红蛋白。

(4) 化学性发绀明显者, 可给予 1%亚甲蓝1～2 mg/kg体重, 用葡萄糖稀释后静脉注射或滴注。

（5）病情严重者可考虑输新鲜血液，出现休克应及时抢救。

二、马铃薯

（一）中毒特点

马铃薯又名土豆、地蛋、山药等。马铃薯含一种名为龙葵素的毒素，不到 0.1% 不能使人中毒。发芽的马铃薯特别是芽周发青、发紫、发绿的马铃薯，龙葵素含量可达 0.5%，大量食用可引起中毒。

（二）病情判断

1. 轻症者

轻症者食用发芽马铃薯后几小时内发病，口腔内有烧灼感和痒感，畏光、头痛、头晕、发热、呕吐、腹痛、腹泻、耳鸣等。

2. 重症者

重症者出现脱水、血压下降、烦躁不安、抽搐、呼吸困难、电解质平衡失调、昏迷、瞳孔散大。

（三）现场处置

（1）轻症者：①用筷子等刺激咽部催吐，多饮白开水或糖水；②可内服 1% 鞣酸溶液、浓茶或食醋以分解龙葵素；③口服硫酸钠、硫酸镁 15～20 g 导泻。

（2）重症者：有条件时静脉滴注 5% 葡萄糖溶液，腹痛时可肌肉注射阿托品。

（四）预防措施

坚决不吃已发芽的马铃薯。如要吃可将芽周彻底挖掉，并用冷水浸泡 30～40 min，煮熟再吃；吃时放些醋，可加速对龙葵素的破坏。

三、苦杏仁

（一）中毒特点

苦杏仁中含有杏仁甙，生吃后释放出剧毒物质氢氰酸，其毒性比甜杏仁高 25～30 倍。它能很快破坏细胞的呼吸功能，使中枢神经麻痹。生吃苦杏仁 0.4～1 g/kg体重，即可中毒而死。

（二）病情判断

1. 轻症者

轻病者有食用苦杏仁的经历，常在中毒者的衣袋或场地发现有剩余苦杏仁。多在食用后 1 小时到数小时内出现口苦、头痛、头晕、流涎、恶心、呕吐、心慌、无力、四肢末端感觉迟钝。

2. 重症者

重症者出现呼吸浅快、神志不清、瞳孔散大、面色青紫、牙关紧闭、血压下降、四肢冰冷、大小便失禁、瞪目，直至昏迷而死亡。

（三）现场处置

（1）对轻症者，尽快用筷子或压舌板刺激咽喉部催吐；口服绿豆汤进行解毒。

（2）对于重症者的处置：①对心搏停止者应立即施行胸外心脏按压；②立即给其吸入亚硝酸异戊酯0.2 ml，每隔 5～16 min吸1 次；③对血压下降者用肾上腺素皮下注射 0.5～1 mg，呼吸困难及时给予吸氧并进行人工呼吸，肌肉注射尼可刹米0.375 g；④速送医院救治。

四、河豚

（一）中毒特点

河豚又称鲀鱼、气泡鱼，种类繁多。河豚含有河豚毒和河豚酸两种毒素，均为小分子量非蛋白质神经毒素，属高毒类毒物。误食其内脏或受毒素污染的鱼肉可引起急性中毒，除胃肠炎症状外，主要是麻痹中枢神经及末梢神经系统。

（二）病情判断

一般食用含毒河豚后 0.5～3 h出现症状。

1. 轻症者

轻症者可表现为头晕、胸闷、潮红、口舌麻木、恶心、呕吐、腹痛、腹泻等。毒素被吸收后，可出现感觉和痛觉消失，上眼睑下垂，口唇及四肢麻木、步态蹒跚等。

2. 重症者

重症者出现肌肉瘫痪、失语、发绀、共济失调、呼吸困难、血压下降、昏迷、瞳孔散大，乃至呼吸麻痹和循环衰竭而死亡。

（三）现场处置

（1）用筷子或压舌板刺激患者咽部催吐，或口服1‰硫酸铜溶液50～100 ml催吐。

（2）对患者用1：5 000高锰酸钾溶液或0.5％活性炭悬液反复洗胃，然后口服50％硫酸镁溶液40～50 ml导泻。

（3）静脉滴注5％葡萄糖生理盐水1 500～2 500 ml，以促进毒物排出。可试用1％盐酸士的宁2 ml进行肌肉注射，每日3次，对症处理。或试用山莨菪碱每次40～60 mg，静脉注射，每次间隔15～30 min，根据病情逐步减量，目的是保护细胞和改善微循环。

（4）应给予患者吸氧，或进行人工呼吸。

（5）立即送患者至医院救治。

五、毒蕈

（一）中毒特点

毒蕈是有毒的野生蘑菇，常见的有80多种，常因误食而致中毒。毒蕈含有众多毒素，主要有毒蕈碱、类阿托品样毒素（如扑蝇蕈、斑毒蕈）、溶血毒素（如马鞍蕈）、肝毒素（如白帽蕈、绿帽蕈）、神经毒素（如牛肝蕈）。由于毒素种类不同，故潜伏期长短不一，中毒症状各异，也可互相兼见，主要损害多脏器、血液和神经系统。

（二）病情判断

1. 胃肠炎型

此类中毒者潜伏期短，发病快，0.5～6 h内发病。可出现恶心、呕吐、腹痛、腹泻。轻症大都可逐步恢复，重症吐泻加剧，并伴有休克、谵妄、昏迷。

2. 溶血型

此类中毒者潜伏期长，为6～12 h。除胃肠炎症状外，尚可出现明显溶血、黄疸、贫血、血红蛋白尿、肝大等，重症可并发急性肾衰竭。

3. 神经—精神型

除胃肠炎症状外，此类中毒者可出现多汗、流涎、脉缓、瞳孔缩小等胆碱能神经中毒征象，严重者可有幻觉、谵妄、昏迷、呼衰等中枢神经损害，还可发生精神错乱、妄想、狂躁等精神异常表现。

4. 肝损害型

此类中毒者潜伏期较长，可达15～30 h。除胃肠炎症状外，约1～2 d后出现假愈，自觉好转，其实毒素进一步损害肝、脑、心、肾等脏器，可迅速出现黄疸，全身出血，急性重型肝炎继发肝性脑病而死亡。少数病例因中毒性心肌病变或中毒性脑病暴发致死。此型病情凶险，病死率很高。若抢救及时2～3周后进入恢复期。

（三）现场处置

（1）早期催吐清除毒物，刺激咽喉或口服0.5％硫酸铜溶液。可用1∶5 000高锰酸钾液、2％～4％鞣酸溶液或浓茶洗胃。同时用硫酸镁20～30 g导泻。

（2）毒蕈碱症状者，可给阿托品对抗，轻度中毒者每次0.5～1 mg，每日2～3次；中度中毒者每次1～2 mg，0.5～2 h 1次；重度中毒者每次1～3 mg，15～30 min 1次，肌肉注射，必要时可重复使用，直至阿托品化后减量。如同时有类阿托品样症状者，阿托品应慎用。

（3）肝损害型，可早期使用巯基类络合剂。用5%二巯基丙磺酸钠溶液5 ml肌肉注射，或稀释后静脉滴注，每日2次，连用5～7 d。此药可与肝毒素结合，中断毒素分子中的硫醚链，使毒素活力减弱。

（4）肾上腺糖皮质激素，可用于溶血毒素引起的溶血反应，对心、肝、脑损害均有治疗作用。

（5）对症支持治疗，输液，采用保护心、肝、脑的药物，纠正水、电解质及酸碱平衡失调，碱化尿液，少量新鲜血，血液透析等。

六、鱼胆

（一）中毒特点

常见鱼胆中毒有草鱼、鲤鱼、鲢鱼、青鱼等鱼胆，鱼胆汁含有多种成分，其中有氢氰酸、组织胺及鱼胆汁毒素等。毒素具有遇热不受破坏的特点，而且鱼越大，中毒的可能性越大。

（二）病情判断

鱼胆中毒症状主要为胃肠道反应及肝肾损害。

1. 轻症者

误服鱼胆后轻症者1～2 h出现恶心、剧烈呕吐、上腹不适、腹痛。

2. 重症者

重症者出现肝、脾肿大、巩膜黄染、肝功能损害、蛋白尿、管型尿、少尿甚至无尿，急性肾衰竭，部分患者出现中毒性心肌炎、心律失常。

（三）现场处置

（1）对患者催吐、洗胃，洗胃用1∶2 000～5 000的高锰酸钾溶液，反复进行，并口服硫酸镁导泻，促进排毒。

（2）防治肾衰，急性肾衰竭的防治是抢救鱼胆中毒的重点，早期应用糖皮质激素，可减轻肾小管对毒素的反应；早期使用利尿剂、脱水剂；尽早进行血液透析或腹膜透析，对保护肝肾有积极防治作用。

（3）对症支持疗法。

（4）抗休克不宜用去甲肾上腺素，以免加重肾脏损害。

七、盐卤

（一）理化特性

盐卤又叫卤碱，是制盐过程渗出的液体。盐卤主要成分是二氧化镁，其次是氯化钠、氯化钾等，还含有微量元素。常用来制作豆腐（能凝固蛋白质）。

（二）中毒特点

盐卤对皮肤黏膜有很强的刺激作用，对中枢神经系统有抑制作用，可引起中毒致死。

（三）病情判断

1. 轻症者

误服本品后对口腔、食管、胃黏膜产生强烈腐蚀作用，患者出现恶心呕吐、口干、胃痛、烧灼感、腹胀、腹泻、头晕、头痛、出皮疹等症状。

2. 重症者

重症者出现呼吸停止、休克，甚至造成死亡。

（四）现场处置

（1）发现误食卤盐者又无医生在现场时，立即给患者喂大量豆浆，使豆浆在胃中生成豆腐以解除毒性。或用温水洗胃，也可注入蛋清、牛奶、面糊，以保护胃肠黏膜。有医生在场可静脉注射10%葡萄糖酸钙溶液10 ml或10%氯化钙溶液10 ml，减轻毒性作用。

（2）患者呼吸困难时给予吸氧，并注射尼可刹米或山梗菜碱。腹部剧痛者可皮下注射阿托品0.5 ml。

（3）对休克者可用间羟胺（阿拉明）、多巴胺等升压药。

第五章　急性中毒现场处置的个体防护

急性中毒属于突发公共卫生事件，按照《突发公共卫生事件应急条例》规定，在整个事件处置中，医疗卫生机构承担救灾防病的应急准备、监测报告、预测预警、调查确认、现场处置和效果评估等任务。因此，医疗卫生人员在进入中毒现场进行相关任务的处置过程中，如何保障自身安全也是履行职责的基本需求之一。本章就中毒现场处置中，加强个体防护的一些基本知识做简介，以供参考。

第一节　个体防护的基本概念

个体防护是指在处置急性中毒事件中，根据不同性质的毒物，采用不同方法，保护自身免受伤害的过程。

一、个体防护装备的概念

个体防护装备（personal protective equipment，PPE）是指处置毒物中毒事件，进入现场时用于防御物理、化学、生物等因素的伤害，个体穿戴、配备和使用的各种防护用品的总称，其原理就是将人体与环境相对隔离的物理防护机制。个体防护的主要方式是穿戴个体防护装备。

二、个体防护装备的重要性

在处置毒物中毒事件中，救援人员的个体防护尤为重要，其重要性在于以下几个方面。

（1）救援人员所面临的环境，往往是已有的预防措施遭到了破坏或已经失效，个体防护装备已成为他们安全保护的最后和唯一的屏障。

（2）救援人员所面临的环境，往往处于事故发生、发展或继发过程中，环境中有毒物质种类复杂、浓度高，时刻暴露于危险之下。因此，他们需要最有效的个体防护措施。

（3）救援人员往往面临多种不确定的危险，其个体防护不得不考虑抵御多种危害的需求。因此他们需要进行全面的个体防护。

（4）救援人员因需要进入事故现场进行探究、控制、搜寻和抢救，需要保证他们经受住危害在时间和空间上的变化。

鉴于以上特殊性，应急救援时，救援人员必须佩戴良好的个体防护装备，确保自身安全，才能有效地完成营救任务。绝不能在情况不明时奋不顾身地去救援，否则不但救不了别人，还可能引起中毒甚至危及自己的生命，成为需要被别人救护的对象。因此，救援人员必须保障自身安全，才能为保障他人安全赢得时间。需要强调的是，任何个体防护装备的防护性能都是有限的，有效控制危害源，让中毒事件场所的人员包括伤者迅速离开危险环境或隔离疏散，减少毒物损害才是最有效的个体防护措施。

第二节　个体防护装备的分类

个体防护装备主要分为皮肤防护、呼吸防护和配套防护三类装备。

一、皮肤防护用品

狭义的皮肤防护用品指的是用于躯干防护的防护服，广义的皮肤防护还包括颜面部、眼部、手部、足部的全身防护。

（一）防护服

从防护性能最高的正压气密防渗透防护服到普通的隔离颗粒物防护服，各类防护服的性能有较大的差别，适用范围也不同。防护服的设计材料、形状与连接方式，以有效阻断有害物侵入为准则。在式样上，防护服分连体式、分体式、裙式等结构；主体材料有的使用不透气材料（如丁基胶涂敷织物、高分子复合材料等），有的使用透气材料（如基于活性炭吸附型防护材料等）。由于材质和性能不同，有些防护服洗消后防护性能下降，据此将其分为一次性使用防护服和反复多次使用防护服。GB 19082—2009《医用一次性防护服技术要求》所涉及防护服属于应用于传染病疫情处理的隔离服，一般不用于处置化学中毒事件。

防护服一般分为四级，分别为：

①A级，带有面罩的全封闭气密性防护衣。

②B级，全封闭非气密性防护衣。

③C级，连体式化学防护衣。

④D级，一般工装。

欧洲标准将化学防护服分为 6 个防护等级，分别为气密型、非气密型、液体致密型、喷溅致密型、粉尘致密型、有限喷溅致密型。

防护服的选用要依据急性中毒事件中环境有毒物质的种类、存在的形式、环境条件及浓度等综合考虑。对具有腐蚀性气态物质（蒸气、粉尘、烟雾等）存在的现场，防护服要具有耐腐蚀性、高隔离效率和衣裤连体，袖口、裤脚有较好的密合性等；对于非蒸发性的固态或液态化学物，仅需要穿具有一定隔离效率的防护服即可。防护服的选用可参照有关规范。

（二）防护眼镜、眼罩及面罩

眼面防护用具都具有隔离和防撞击的功能，并根据其他不同需要，分别具有防液体喷溅、防有害光（强的可见光、红外线、紫外线、激光等）、防尘等功效。如果中毒现场能够产生对皮肤黏膜有害的气体、液体喷溅的情况，应配备相应功能的防护眼镜、眼罩或面屏。眼罩对放射性尘埃及空气传播病原体也有一定的隔绝作用。针对具有刺激性和腐蚀性气体、蒸气的环境，建议选择全面罩，因为眼罩并不能做到气密，防护眼镜或眼罩通常与半面型过滤式呼吸防护器和防护口罩联合使用，也可以单独使用。

（三）防护手套

防护手套的种类繁多，除抗化学物类外，还有防切割、电绝缘、防水、防寒、防热辐射、耐火阻燃等功能。需要注意的是，一般的防酸碱手套与抗化学物的防护手套并非等同，由于许多化学物相对手套材质具有不同的渗透能力，因此应选择具有相应防护性能的防护手套。

依据防护手套的特性，参考可能的接触机会，选用适当的手套，如考虑化学品的存在状态（气态、液体）和浓度以确定该手套是否能抵御该浓度。如由天然橡胶制造的手套可应付一般低浓度的无机酸，但不能抵御浓硝酸及浓硫酸；橡胶手套对病原微生物、放射性尘埃有良好的阻断作用。具体选择可参考生产厂家所附带的说明书。

（四）防护鞋（靴）

与防护手套类似，防护鞋（靴）的防护功能也多种多样，包括防砸、防穿刺、防水、抗化学物、绝缘、抗静电、抗高温、防寒、防滑等。防护鞋（靴）要对酸碱和腐蚀性物质有一定的抵御性，表面不应有能够积存尘埃的皱褶，以免积存尘埃。

二、呼吸防护用品

在急性中毒事件中有较多毒物呈气态或挥发状态，可对人的呼吸系统造成直接损害，或造成缺氧环境可引起窒息、昏迷甚至死亡。因此，在突发中毒事件卫生应急处置中，呼吸防护是个体防护的核心。

（一）呼吸防护用品的分类

根据气体来源，呼吸防护用品分为过滤式（空气净化式）和隔绝式（供气式）两种类型。

1. 过滤式呼吸器

过滤式呼吸防护用品把吸入的空气通过净化部件的吸附、吸收、催化或过滤等作用，除去其中有害物质后作为气源，供使用者呼吸。这类呼吸器分为自吸过滤和送风过滤式两类。自吸过滤式防护用品（non‐powered air purifying respirator）靠佩戴者呼吸克服部件阻力，主要由头带、过滤元件和密合型面罩三部分构成。

（1）按面罩形状分类。按形状分为半面罩和全面罩，半面罩是能罩住口、鼻，或口、鼻和下颌的密合型面罩，口罩也属于半面罩；全面罩能罩住眼、鼻和口，是与头面部紧密密合的密合型面罩。

（2）按过滤元件是否可更换分类。①按使用方式分类：分为随弃式和可更换式。随弃式是指过滤元件与面罩之间不可拆卸，过滤元件及其他部件失效后需整体废弃，只适用于半面罩。可更换式是指可更换的过滤元件。此外，呼吸气阀、头带等其他部件也可更换。

②按过滤元件的性能分类：分为单一防护和综合防护。单一防护包括防颗粒物（或称防尘），防有毒气体或蒸气；综合防护可提供多种气体或颗粒物与气体的综合防护。有些滤毒元件同时配备了颗粒物过滤功能，有些允许另外安装颗粒物过滤元件。所有颗粒物过滤元件都必须位于防毒元件的进气方向。

③按照头面部送气导入装置的种类分类：可分为密合型面罩、松配合面罩或头罩开放型面罩和送风面罩。密合型面罩包括半面罩和全面罩；松配合面罩或头罩开放型面罩只罩住使用者的眼、鼻和口，与脸形成部分密合，也称松配合面罩或头罩；送风头罩能完全罩住头、眼、鼻和口直至颈部，也可罩住部分肩部或与防

护服联用。

④按面罩内压力模式分类：可分为正压式和负压式，自吸式过滤式呼吸器为负压式；电动送风以及隔绝式空气呼吸器为正压式。

2. 隔绝式呼吸器

将使用者呼吸器官与有害空气环境隔绝，靠本身携带的气源（携气式或自给式，SCBA）或导气管（长管供气式）引入作业环境以外的洁净空气供呼吸。这类呼吸器的主要分类方法如下。

按照供气气流分类，有连续供气式（只适用于长管供气式系统）和压力需求式。由于应急响应作业中 A 级和 B 级呼吸防护都选择正压全面罩空气呼吸器，也就是 SCBA，一般不会选择长管供气式。我国目前 SCBA 产品一般执行消防行业的空气呼吸器标准，目前在抢险作业中也有不少选择欧美进口产品。

还有一类是用于逃生的呼吸器，称为逃生呼吸防护用品，只用于紧急情况下从有害环境逃生，可分为过滤式和供气式。

（二）呼吸防护用品介绍

1. 口罩

（1）活性炭口罩。活性炭口罩是在纱布口罩的基础上加入活性炭层。此类口罩不能增加阻断有害颗粒的效率，活性炭的浓度不足以吸附有毒物质，所以同样不能用于各类急性中毒事件现场防护。活性炭口罩有一定的减轻异味的作用（如处理腐烂物质），同样不能用于有害气体超标的环境。

（2）医用防护口罩。GB 19083—2010《医用防护口罩技术要求》从 2011 年 8 月 1 日起开始实施，本标准参照了欧洲和美国等相关标准，结合我国产品的技术水平，除对材料的性能进行规定之外，还增加了密合性等对产品整体性能的评价。符合标准的口罩能够滤过空气中的颗粒物，阻隔飞沫、血液、体液、分泌物等，包括传染性病毒。过滤材料不是简单阻隔，而是通过扩散效应、拦截效应、惯性效应、重力效应和静电效应综合作用。

（3）无纺布防尘口罩。一般用无纺布制成，主要用于防尘，防止颗粒直径小于 $5\mu m$ 的呼吸性粉尘经呼吸道吸入人体产生危害，可用于粉尘浓度较低的作业场所。

（4）N95 抛弃式防尘口罩。N95 是 NIOSH（美国职业安全卫生研究所）认证的 9 种防尘口罩中的一种。N 代表其材质仅适用于过滤非油性粉尘，95 代表其过滤效能至少达到 95%。

根据 NIOSH 对过滤材料的分类定义，NIOSH 认证的 9 种口罩分别如下。

N 系列。防护非油性悬浮颗粒，无时限。包括三个级别：①N95，过滤效果达到 95% 以上；②N99，过滤效果达到 99% 以上；③N100，过滤效果达到 99.97% 以上。

R 系列。防护非油性悬浮颗粒及汗油性悬浮颗粒，时限 8 h。包括：①R95，过滤效果达到 95% 以上；②R99，过滤效果达到 99% 以上；③R100，过滤效果达到 99.97% 以上。

P 系列。防护非油性悬浮颗粒及汗油性悬浮颗粒，无时限。包括：①P95，过滤效果达到 95% 以上；②P99，过滤效果达到 99% 以上；③P100，过滤效果达到 99.97% 以上。

其他国家类 N95 等级过滤标准如下。

欧盟 EN149 标准：①FFP1，最低过滤效果 $>80\%$；②FFP2，最低过滤效果 $>94\%$；③FFP3，最低过滤效果 $>97\%$。

澳大利亚 AS1716 标准：①P1，最低过滤效果 $>80\%$；②P2，最低过滤效果 $>94\%$；③P3，最低过滤效果 $>99\%$。

日本 MOL 标准：①DS1，最低过滤效果 $>80\%$；②DS2，最低过滤效果 $>99\%$；③DS3，最低过滤效果 $>99.9\%$。

2. 过滤元件

一般分为滤棉、滤毒罐和滤毒盒三大类。

（1）滤棉：用于防颗粒物。在 GB 2626—2019《呼吸防护自吸过滤式防颗粒物呼吸器》中，将防颗粒物（包括粉尘、烟、雾和微生物）过滤元件分成两大类，一类是适合非油性的颗粒物，作为 KN 类，它适合各类粉尘，如煤尘、水泥尘、石棉、面粉尘等，还适合金属烟和一些雾，如酸雾、油漆雾等；另一类适合油性和非油性颗粒物，作为 KP 类，除非油性颗粒物外，还适合油烟、油雾、沥青烟、焦炉烟等。这两类过滤元件分别有 3 个过滤效率级别，即 90%、95% 和 99.97%，过滤元件对应标识为 KNK90、KN95、KN100 或 KP90、KP95、KP100。

（2）滤毒罐和滤毒盒：用于防化学物。滤毒罐的容量并不一定比滤毒盒大，这主要是由执行产品的标准不同决定的，有单个也有成对使用的。化学过滤元件一般分为单一和综合防毒两类，单一防毒主要用于单纯过滤某些有机蒸气类、防酸性气体类（如二氧化硫、氯气、氯化氢、硫化氢、二氧化氮、氟化氢等）、防碱性气体类（如氨气）、防特殊化学气体或蒸气类（如甲醛、汞），综合防毒可用于防护各类型气体。

GB 2890—2009《呼吸防护　自吸过滤式防毒面具》对过滤元件的分类给予了规定，见表 7。

表 7　过滤件类型及防护气体类型

过滤件类型	防护气体类型	标色	防护对象举例
A	用于防护有机气体或蒸气	褐	苯、苯胺类、四氯化碳、硝基苯、氯化苦
B	用于防护有机气体或蒸气	灰	氯化氢、氢氰酸、氯气
E	用于防护二氧化硫和其他酸性气体或蒸气	黄	二氧化硫
K	用于防护氨及氨的有机衍生物	绿	氨
CO	用于防护一氧化碳气体	白	一氧化碳
Hg	用于防护汞蒸气	红	汞
H_2S	用于防护硫化氢气体	蓝	硫化氢

（三）呼吸防护用品的选用

呼吸防护用品的选用主要依据 GB/T 18664—2002《呼吸防护用品的选择、使用与维护》。该标准规定了职业用呼吸防护装备选用要求和方法，也可以用来指导选用应急人员的呼吸防护装备。重要判断依据是 IDLH 环境，IDLH 是指有害环境中空气污染物浓度达到某种危险水平，如可致命，或可永久损害健康，或可使人立即丧失逃生能力。IDLH 环境包括以下几种情况：①空气污染物种类和浓度未知的环境。②有害物浓度达到 IDLH 浓度环境。③缺氧环境（空气中的氧气含量低于 18%）也被归类于 IDLH 环境。常见毒物 IDLH 浓度可在 GB/T 18664—2002《呼吸防护用品的选择、使用与维护》附录 B 中查阅。

对过滤式呼吸器要根据中毒现场毒物的种类、特性、浓度选择面罩种类及适当的过滤元件。当毒物种类不详或不具有警示性或警示性很差，以及没有适合的过滤元件时，就不能选择过滤式呼吸防护器。

GB/T 18664—2002《呼吸防护用品的选择、使用与维护》对各类呼吸器规定了指定防护因数（APF），即一种或一类功能适宜的呼吸防护用品，在适合使用者佩戴且正确使用的前提下，预期能将空气污染物浓度减低的倍数。危害因数用来广义描述有毒化学品的危害水平，即危害因数＝环境中有毒化学品浓度/国家职业卫生标准规定浓度。危害因数大于 1 说明存在呼吸危害，危害因数小于 1 说明使用者实际接触的有害物浓度低于安全接触限值，属于安全水平。呼吸防护用品的选用原则为选择指定防护因数（APF）大于危害因数的呼吸防护用品。各类呼吸防护用品的指定防护因数各不相同（见表 8），如 APF 为 100 的全面罩可将空气中的硫化氢浓度降低到 1/10。若现场硫化氢浓度是国家卫生标准的10 倍，全面罩就适合；若硫化氢浓度超标 150 倍，全面罩就不适合，此时应选用供气式呼吸器。

表 8　各类呼吸防护用品指定防护因素

呼吸器类型	指定防护因素（APF）			
	半面罩	全面罩	头罩头盔	松配合面罩
空气过滤式	10	50		
电动送风式	50	200～1 000	200～1 000	25
长管供气式	50	1 000	1 000	
便携式自动供气式		>1 000		

三、个体防护装备的辅助装备

由于毒物中毒事件情况复杂，环境状况的不确定性，为了最有效地确保应急救援人员的安全，在个体防护的基础上，还应配备一些有支持生命，防止意外情况发生的其他个体防护辅助装置，以供救援人员自救或互救运用。

（一）安全帽

为在毒物中毒现场应急救援中避免重物冲击或尖锐物穿刺导致头部伤害，应配备个体头部防护装备，如工业用的各类安全帽等。

（二）防坠落装备

这是防止应急人员在高处作业时突发垮塌发生坠落的装备，包括高处临边保护、高处坠落保护装备、滑倒预警与保护装备，低处倾倒或翻倒的保护装备，如安全带（包括安全钩、自锁器、缓冲器、滑轨、安全绳等）、安全网等。

（三）降温背心

穿着 A 级、B 级防护装备时会产生大量热量，可选用相变材料的降温背心，注意按其使用说明使用，需要冷冻蓄冷的使用前要做好准备。

（四）洗消用品

吸收辅料及皮肤洗消用品，主要是应急人员在出现意外情况时使用的，其可对糜烂性液态毒物进行快速吸附、消洗。

（五）便携式氧气报警器和毒物报警器

（六）通信设备

良好的通信设备也是应急救援工作所需要的，更是个人自我保护和自救的重要工具。此类设备包括对讲机、耳塞喉麦组件、卫星电话、便携式 GPS 定位仪等。

第三节　个体防护装备的选用原则

根据急性中毒事件的危险度分级、现场分区、承担的救援任务与可能进入到的区域选配个体防护装备。

一、急性中毒事件的危险度分级和现场分区

（一）急性中毒事件的危险度分级

根据急性中毒事件的特点和现场情况，将这类事件的危险度分为三级（见表9）。

表 9　急性中毒事件的危险度分级

分级	高毒或剧毒	中等或低毒	三致性*	大量泄漏	少量泄漏	再次发生的可能性	恐怖或特殊性	人员动物伤亡	经口中毒事件	经口中毒事件
一级	△									
				△		△				
							△			
				△				△		
			△							
二级	△				△					
		△								
三级										△
		△			△					

注：＊指致癌、致畸、致突变；△表示同时出现的因素。

（二）急性中毒事件的现场分区

根据急性中毒事件的现场风险进行分区。

1. 隔离区或热区

为 GB/T 18664—2002《呼吸防护用品的选择、使用与维护》中定义的立即威胁生命和健康浓度（IDLH）环境，一级和二级急性中毒事件现场的核心区域。区域大小与有毒物质的释放量、毒性、空间以及气象条件有关，可通过实时监测或模型分析确定。隔离区半径可为数十米至数千米。

2. 防护支援区或温区

为非 IDLH 环境，隔离区的周边区域。区域范围要远大于热区，并受多种因素影响；在该区域中处置作业时应考虑风向（上风向、下风向），并尽可能安排在上风向，见图 1；防护支援区域的半径可至数千米范围。

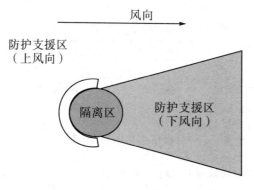

图 1　急性中毒事件的现场分区

3. 安全支援区或冷区

为没有受到毒物沾染或沾染浓度不能形成危害的区域，通常是温区的周边区域。在此区域要注意毒物扩散的影响，以及处置中毒人员时可能产生的二次（次生）污染。

（三）急性中毒事件分级与分区的应用

（1）急性中毒事件的风险区域是基于对事件危害性、危害水平、人员可能受到伤害的风险及天气条件的综合评判，用来确定医疗卫生应急人员的防护状态。

（2）医疗卫生救援人员只有在执行特定的处置活动（如样本采集、危害性评价等）时方可进入隔离区，其余情况医疗卫生应急人员应避免进入。

（3）一般来说，对一级和二级急性中毒事件应划定相应的风险区域边界，而三级急性中毒事件的风险区域通常不会形成隔离区。

二、急性中毒现场救援人员的防护等级及装备要求

在处置急性中毒事件过程中，医疗卫生救援人员的防护分为 A、B、C、D 四个等级，各防护等级个体防护装备配备要求见表 10。

表 10　各防护等级个体防护装备配备表

		医疗卫生应急人员的防护等级			
		A 级	B 级	C 级	D 级
适用场合		●合隔离区 ●同时存在高水平的呼吸和皮肤化学危害 ●存在化学危害的密闭或缺氧环境	●隔离区 ●存在高水平的呼吸危害 ●存在腐蚀性化学危害 ●存在化学危害的密闭或缺氧环境	●防护支援区 ●存在中、低水平的呼吸危害 ●非皮肤吸收气态有毒物，毒物种类和浓度已知；不缺氧	●安全支援区 ●无呼吸及皮肤危害（低于职业卫生容许限值）
个体防护装备	呼吸防护	●正压式空气呼吸器(SCBA)	●正压式空气呼吸器(SCBA)	●全面罩过滤式防毒面具（APR）	●无，或随弃式颗粒物防护口罩
	皮肤防护	●气密式化学防护服 ●化学防护靴	●非气密式化学防护服 ●化学防护手套 ●化学防护靴	●非气密式化学防护服(C1)或透气式防毒服（C2） ●化学防护手套 ●化学防护靴	●一次性防护服或隔离服 ●乳胶手套

续表

	医疗卫生应急人员的防护等级			
	A 级	B 级	C 级	D 级
选配器材	●安全帽 ●通信器材 ●制冷背心 ●便携式毒物检测仪	●安全帽 ●通信器材 ●便携式毒物检测仪 ●制冷背心	●安全帽 ●通信器材 ●动力送风式呼吸器(PAPR) ●便携式毒物检测仪	●安全帽 ●半面罩过滤式呼吸器 ●防护眼罩 ●化学防护手套
主要限制	●有限作业时间（一般约 40 min） ●严重的热和体力负荷	●有限作业时间（一般约 40 min） ●严重的热和体力负荷	●有限作业时间（一般约 60 min） ●较严重热负荷	●无明显限制

注：①在确认无皮肤危害时，B 级、C 级防护也可以仅采取呼吸防护配置；②若皮肤危害物质易于被活性炭吸附，采用 C2 级透气式防毒服；③皮肤防护标准参见 GB 24539—2021《防护服装　化学防护服》。

三、急性中毒事件的响应程序及防护决策

急性中毒事件的危害性质与规模，决定医疗卫生救援人员的角色，既可以作为应急处置整体队伍的有机组成部分，也可以单独作为处置特定中毒事件的主体执行者。

（一）急性中毒事件应急医学总体响应程序

医疗卫生救援人员对急性中毒事件的响应分为准备、救援与处置和后果管理三个阶段，医疗卫生救援队伍对急性中毒事件总体响应程序如图 2 所示。

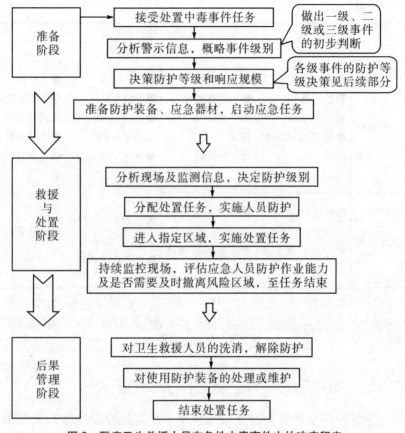

图2　医疗卫生救援人员在急性中毒事件中的响应程序

（二）一级急性中毒事件防护对策模式

一级急性中毒事件的发生概率较小。在统一组织和指挥下，医疗卫生救援人员主要承担对中毒人员的医学救援、医学鉴别、紧急治疗和转送等任务。活动区域包括隔离区、防护支援区和安全支援区。制定防护对策的原则应是在维持处置作业的前提下，使医疗卫生救援人员承受最小化的风险。

一级中毒事件防护对策模式如图3所示。

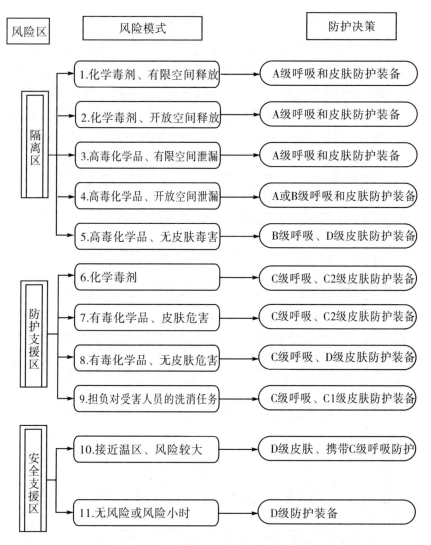

风险区	风险模式	防护决策
隔离区	1.化学毒剂、有限空间释放	A级呼吸和皮肤防护装备
	2.化学毒剂、开放空间释放	A级呼吸和皮肤防护装备
	3.高毒化学品、有限空间泄漏	A级呼吸和皮肤防护装备
	4.高毒化学品、开放空间泄漏	A或B级呼吸和皮肤防护装备
	5.高毒化学品、无皮肤毒害	B级呼吸、D级皮肤防护装备
防护支援区	6.化学毒剂	C级呼吸、C2级皮肤防护装备
	7.有毒化学品、皮肤危害	C级呼吸、C2级皮肤防护装备
	8.有毒化学品、无皮肤危害	C级呼吸、D级皮肤防护装备
	9.担负对受害人员的洗消任务	C级呼吸、C1级皮肤防护装备
安全支援区	10.接近温区、风险较大	D级皮肤、携带C级呼吸防护
	11.无风险或风险小时	D级防护装备

图3　一级急性中毒事件防护对策模式

注：①在进入有人员死亡的未知危害隔离区时，必须采用 A 级呼吸和皮肤防护装备；②如现场存在坠落风险，应采取头部防护、坠落防护等措施。

（三）二级急性中毒事件防护对策模式

二级急性中毒事件的发生概率较大。医疗卫生救援人员是处置该类事件的关键人员，同样承担着对中毒人员的医学救援、医学鉴别、紧急治疗和转送等任务。活动区域包括隔离区、防护支援区和安全支援区。各类风险区域的范围较小是区别于一级事件的主要特点，在出现紧急情况时，救援人员较易实施规避行动。防护对策与一级相似，其原则仍应充分考虑作业人员的安全性（见图4）。

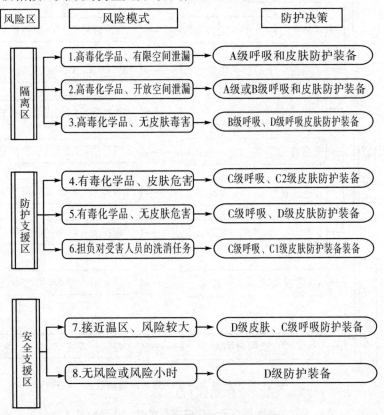

图4 二级急性中毒事件防护对策模式

注：在进入有人员死亡的未知危害隔离区时，必须采用A级呼吸和皮肤防护装备。

（四）三级急性中毒事件防护对策模式

三级急性中毒事件是国内最为常见的突发中毒事件。通常情况下，以医疗卫生救援人员为主对中毒原因进行调查，以及承担对中毒人员进行医学救援、医学鉴别、紧急治疗和转送等任务。三级急性中毒事件一般不设定防护意义上的隔离区，救援人员的活动区域只包括防护支援区和安全支援区。在三级急性中毒事件中，救援人员的主要危害是呼吸道危害，但也要避免皮肤黏膜直接接触有毒物质。制定防护对策的原则是保障呼吸安全，以及使救援人员承受最小化的风险（见图5）。

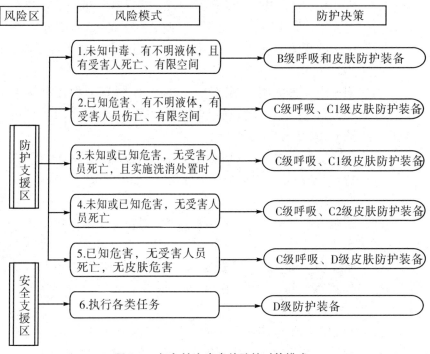

图5　三级急性中毒事件防护对策模式

注：①在涉及进入伴随纵火或确知发生煤气中毒事件的有限空间且没有进行适当的通风处置时，必须使用B级呼吸护装备；②采用C级呼吸防护装备时，应根据呼吸危害的性质，选择适宜的尘毒过滤元件。

参考文献

[1] 刘清华，蒋东方. 广西地区毒物致急性中毒影响因素研究 [J]. 中国职业医学，2011，38 (6)：491-493.

[2] 蒋东方，刘清华. 广西男女急性中毒原因与毒物特点分析 [J]. 职业卫生与病伤，2012，27 (5)：259-261.

[3] 胡德宏，蒋东方，刘清华. 广西 2005~2009 年引起急性中毒的相关毒物分析[J].中国临床新医学，2012，5 (7)：595-598.

[4] 胡德宏，张振明，刘清华，等. 广西各类毒物致急性中毒分析 [J]. 中华劳动卫生职业病杂志，2013，31 (11)：839-842.

[5] 蒋东方，张振明，刘清华. 广西急性中毒毒物体系构成特点分析 [J]. 中华全科医师杂志，2013，12 (10)：833-835.

[6] 蒋东方，刘清华. 广西地区 6005 例急性中毒毒物 5 年动态研究 [J]. 中国职业医学，2012，39 (5)：416-418.

[7] 张振明，蒋东方，胡德宏. 广西急性中毒毒物特点与防控对策分析 [J]. 中国全科医学，2013，16 (12B)：4 213-4 216.

[8] 胡德宏，张振明，蒋东方，等. 广西 2005~2009 年的毒物种类及急性中毒病例动态分析 [J]. 中国煤炭工业医学杂志，2013，16 (11)：1 874-1 877.

[9] 张振明，蒋东方，刘清华. 广西的市、县、乡三级医院在急性中毒救治中的作用 [J]. 中国工业医学杂志，

2013，26（2）：139-140.

[10] 蒋东方，张振明，胡德宏，等. 广西 6005 例急性中毒病例的毒物特点分析 [J]. 中华危重病急救医学，2013，25（7）：429-431.

[11] 张振明，胡德宏，蒋东方. 广西 2007～2011 年急性中毒主要毒物分析 [J]. 中国职业医学，2013，40（5）：427-429.

[12] 蒋东方，张振明，胡德宏，等. 2005～2009 年广西农药和其他化学物急性中毒的流行病学特点分析 [J]. 中国临床医学，2014，21（1）：81-82.

[13] 蒋东方，刘清华，陈雪冬. 广西急性中毒毒物的发病规律分析 [C] //2012 年广西劳动卫生与职业病学术年会暨学术交流会议论文汇编. 南宁，2012.

[14] 张振明，蒋东方，刘清华，等. 广西急性中毒毒物的流行规律分析 [C] //2012 年广西劳动卫生与职业病学术年会暨学术交流会议论文汇编. 南宁，2012.

[15] 张振明，蒋东方，刘清华. 广西各年龄组急性中毒原因与毒物特点研究 [C] //第十二次全国劳动卫生与职业病学术会议论文汇编. 银川，2012.

[16] 张振明，蒋东方，刘清华. 广西急性中毒毒物的五年动态变化特点分析 [C] //第十二次全国劳动卫生与职业病学术会议论文汇编. 银川，2012.

[17] 柴枝楠，张国强. 药物中毒急救速查 [M]. 北京：人民军医出版社，2009.

[18] 宋少江，彭缨，王淑君. 危险化学试剂中毒与救治 [M]. 北京：人民军医出版社，2008.

[19] 杨立佩，赵素焕，刘凤奎，等. 常见中毒与实用急救措施 [M]. 北京：北京科学技术出版社，2012.

[20] 陈建明. 有机磷农药中毒理论与临床新解 [M]. 北京：

人民军医出版社，2008.

[21] 陈建明. 农药中毒救治新方法——有机磷农药中毒理论与临床［M］. 北京：人民军医出版社，2011.

[22] 孙承业. 中毒事件处置［M］. 北京：人民卫生出版社，2013.

[23] 张彧. 急性中毒［M］. 西安：第四军医大学出版社，2008.

[24] 朱子扬，龚兆庆，汪国良. 中毒急救手册［M］. 2 版. 上海：上海科学技术出版社，1999.

[25] 金泰廙. 职业卫生与职业医学［M］. 5 版. 北京：人民卫生出版社，2003.

[26] 任引津，张寿林，倪为民，等. 实用急性中毒全书［M］. 北京：人民卫生出版社，2003.

[27] 孟昭全，李芳，张春之，等. 实用农药中毒急救［M］. 北京：人民卫生出版社，2004.

[28] 夏艺，夏云凤. 个体防护装备技术［M］. 北京：化学工业出版社，2008.

[29] 岳茂兴，刘志国，李奇林，等. 危险化学品事故急救［M］. 北京：化学工业出版社，2006.

[30] 张东普，董定龙. 生产现场伤害与急救［M］. 北京：化学工业出版社，2005.